UM VOO ALÉM DA MEDICINA
Narrativas de Alunos de Medicina no Programa Ciência sem Fronteiras

UM VOO ALÉM DA MEDICINA

Narrativas de Alunos de Medicina no Programa Ciência sem Fronteiras

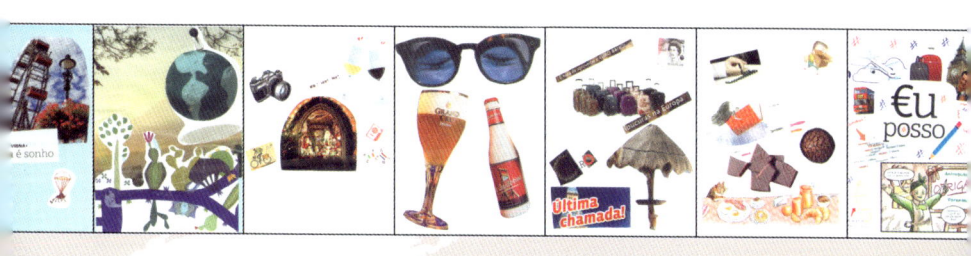

Organizadoras

Cristiane Alves Villela Nogueira

Professora-Associada do Departamento de Clínica Médica da Faculdade de Medicina da UFRJ
Membro do Comitê de Relações Internacionais da Faculdade de Medicina da UFRJ
Coordenadora do Programa Ciência sem Fronteiras da Faculdade de Medicina da UFRJ
no Período de 2012 a 2016

Ana Luisa Rocha Mallet

Mestrado e Doutorado em Cardiologia pela UFRJ
Graduação em Medicina pela UFRJ
Graduação em Literatura de Língua Inglesa pela UERJ
Médica da UFRJ e do Hospital Federal de Bonsucesso
Professora da Universidade Estácio de Sá

Thieme Revinter

Dados Internacionais de Catalogação na Publicação (CIP)

N778u

  Nogueira, Cristiane A. Villela
    Um voo além da medicina: narrativas de alunos de medicina no programa ciência sem fronteiras/Cristiane Alves Villela Nogueira e Ana Luisa Rocha Mallet – 1. Ed. – Rio de Janeiro – RJ: Thieme Revinter Publicações Ltda. 2017.
    144 p.: il; 14 × 21 cm.

    ISBN 978-85-67661-20-9

    1. Narrativas. 2. Ciência sem fronteiras. 3. Dicas de intercâmbio. I. Mallet, Ana Luisa Rocha. II. Título.

Contato com as autoras:
CRISTIANE ALVES VILLELA NOGUEIRA
crisvillelanog@gmail.com

ANA LUISA ROCHA MALLET
alr.mallet@gmail.com

© 2017 Thieme Revinter Publicações Ltda.
Rua do Matoso, 170, Tijuca
20270-135, Rio de Janeiro – RJ, Brasil
http://www.ThiemeRevinter.com.br

Thieme Medical Publishers, Inc., 333 Seventh Avenue,
New York, NY 10001, USA
http://www.thieme.com

Impresso no Brasil por Blue Print Gráfica e Editora Ltda.
5 4 3 2 1
ISBN 978-85-67661-20-9

Todos os direitos reservados. Nenhuma parte desta publicação poderá ser reproduzida ou transmitida por nenhum meio, impresso, eletrônico ou mecânico, incluindo fotocópia, gravação ou qualquer outro tipo de sistema de armazenamento e transmissão de informação, sem prévia autorização por escrito.

Apresentação I

O Programa Ciência sem Fronteiras (CsF), criado em 2011, começou na Faculdade de Medicina da UFRJ de forma tímida. Quase sem divulgação, o primeiro edital do programa que abria as portas do mundo das universidades internacionais para nossos alunos contou com apenas três inscrições. Por acaso, após uma reunião na PUC do Rio de Janeiro, sobre relações internacionais, tornei-me a coordenadora do CsF na nossa Faculdade. Como as notícias entre alunos voam de boca em boca, a cada ano o número de inscritos era maior. Em paralelo com o aumento do número de *e-mail*s e alunos solicitando informações acerca do programa, também crescia a oferta de universidades candidatas a ponto de termos como destino lugares tão inusitados como Polônia e Finlândia. O trabalho foi grande. Definição de critérios, preenchimento de formulários, inúmeras reuniões para melhor entender e organizar este ano fora da UFRJ para nossos alunos. Sem a competência do professor Ricardo Naveiro, coordenador geral do programa na UFRJ, e do incansável Rogério Nascimento, sempre disposto a colaborar, o caminho teria sido bem mais difícil. Portanto, aqui deixo a eles o meu mais sincero agradecimento. O programa contava com algumas questões bastante delicadas, sobretudo para a graduação em Medicina. A maioria de nossos alunos não conseguiria cursar, nas universidades de destino, disciplinas do curso médico. No entanto, com a parceria do professor Sergio Zaidhaft, então diretor adjunto de graduação, e do professor Francisco Strauss, conseguimos proporcionar àqueles que cursaram algumas disciplinas em comum com nosso currículo a equivalência de créditos em seu histórico escolar quando retornaram. Esta foi uma grande conquista que pode ser o passaporte para permitir que outros programas proporcionem esta mesma possibilidade a outros alunos, mesmo que demande a cuidadosa avaliação das disciplinas cursadas nas universidades de destino.

O CsF era amplo e exageradamente sem restrições. Bastava ter o desejo de ir, um bom desempenho acadêmico (afinal, o coeficiente de rendimento deveria ser, no mínimo, sete!) e não ter reprovações nas disciplinas já cursadas. Estes três critérios eram preenchidos por um grande número do nosso corpo discente. E, assim, lá foram eles (re)conhecer a Medicina, ou melhor, a vida universitária, ou melhor ainda, a vida além da Ilha do Fundão e da cidade do Rio de Janeiro. Descobriram-se criativos, desbravadores e brasileiros. Realizaram sonhos e construíram outros. Mesmo com críticas, o programa proporcionou à maioria de nossos jovens alunos oportunidades que talvez muitos não pudessem vivenciar com recursos próprios.

A construção deste livro surgiu da combinação de desejar compartilhar a experiência deles com outros alunos e com eles mesmos. A intensidade dos textos revela o quão profícua ela foi. A criatividade e o incentivo de Ana Mallet, grande amiga, deu o tempero necessário para um livro original, que não só fala sobre intercâmbio de alunos de Medicina, mas, principalmente, sobre a juventude e a vida. E agora, tão perto de finalizar o nosso livro, tenho certeza de que a ideia nasceu de um desejo enorme de estar ali no lugar deles... Não foram muitos relatos, a Faculdade de Medicina absorve o aluno 24 horas por dia, ainda mais no seu retorno de um intercâmbio de um ano. Assim, é fácil entender o porquê de muitos terem escolhido não compartilhar aqui o turbilhão de emoções que viveram durante esse ano fora do Brasil. Por outro lado, os 10 alunos que aqui escreveram o fizeram de coração aberto e de forma absolutamente particular. Foram muitos encontros, até fora do nosso hospital que, além do livro, resultaram em parceria e amizade. As histórias foram contadas nos seus detalhes, e poder compartilhá-las com eles foi uma grande recompensa. Pensamos que não seria possível, mas, agora, a felicidade de ver este trabalho concluído é imensa. A esses 10 alunos, que compartilharam conosco seus sentimentos e o sonho realizado, deixo meu carinho e meu agradecimento. O programa não se renovou através de novas chamadas, porém, por meio deste livro, segue viva a possibilidade de que, de alguma forma, outros alunos tenham o gostinho desse voo. Boa viagem.

Cristiane Alves Villela Nogueira

Apresentação II

O Programa Ciência sem Fronteiras, do governo brasileiro, durou seis anos, de 2011 a 2016. Este pequeno livro não apresenta argumentos racionais que tentem convencer o leitor do acerto ou do erro desse encerramento. Não tenta fazer uma discussão sobre as causas econômicas e políticas que possam ter interrompido precocemente uma experiência que propiciava uma vivência em solo estrangeiro de jovens estudantes brasileiros. Este pequeno livro tenta, sim, apresentar ao leitor a experiência de 10 alunos de Medicina – da Universidade Federal do Rio de Janeiro – em seus mais de 300 dias estudando em universidades fora do país. Amalia, Ana Carolina, Daniel, Daniel Henriques, Leonardo, Luisa, Luiza, Moacyr, Rodrigo e Vanessa nos contam suas vida durante um ano fora do Brasil.

Suas sensíveis narrativas não nos deixam dúvida do poder de transformação dessa experiência sobre esses jovens, que vivenciaram uma oportunidade única em uma fase da formação médica a que poucos teriam acesso sem o Ciência sem Fronteiras. Muitos deles conseguem explicitar ganhos intelectuais e avanços já visíveis na profissão, e, para outros, esses ganhos ainda se apresentarão no decorrer do curso e da prática médica. Mas, para todos, os ganhos imensuráveis, intangíveis estão presentes em cada entrelinha de seus textos.

O termo narrativa tem sido muito utilizado nos dias atuais. No campo político, não são poucas as vezes que nos deparamos com essa palavra nos noticiários. Em um campo bem mais sutil e interessante podemos citar Svetlana Aleksiévitch, ganhadora do Prêmio Nobel de Literatura de 2015, com seus livros *A guerra não tem rosto de mulher* e *Vozes de Tchernóbil*, em que a escritora bielorrusa traz para as páginas de seus livros narrativas de mulheres russas que estiveram no *front* da 2ª Guerra Mundial, bem como as vozes de vítimas do acidente radioativo. Também Primo Levi, em seu *É isto um homem?* deu voz aos vencidos da 2ª Guerra e do genocídio por meio de sua experiência única como sobrevivente.

Esse interesse por narrativas, tanto no campo político como histórico ou pessoal, representa uma necessidade que todos temos de tentar organizar não só o nosso presente como também o nosso passado. O passado de uma nação, por exemplo, faz-se com os fatos que passaram à história como sendo a história "verdadeira" desse povo. Como se essa escolha dos "fatos verdadeiros" a serem apresentados não fosse a produção da narrativa dos vencedores. O momento histórico atual é um momento de explosão das narrativas que não tiveram voz e que buscam afirmar sua existência no presente ao mesmo tempo que reconstroem suas narrativas do passado.

No campo da Medicina, a medicina narrativa busca, também, dar voz aos pacientes. Estes, ao reconstruírem sua história de adoecimento, e não simplesmente o relato de uma doença, passam a ter sua história biográfica valorizada assim permitindo um relacionamento mais rico que a relação médico-paciente tradicional.

Neste livro, esses jovens estudantes de Medicina, moças e rapazes, contam-nos o que as suas memórias escolheram, consciente e inconscientemente, deixar registrado nesse momento da experiência que tiveram em um país estrangeiro, diante de uma língua estrangeira. Contam-nos seus encontros e desencontros, suas alegrias e tristezas, suas incertezas, seus temores. Enfim, transformam um programa de intercâmbio em vida.

Ana Luisa Rocha Mallet

Prefácio

Em 2008, quando fui convidada para integrar a Comissão de Relações Internacionais da Faculdade de Medicina pela Professora Alda Bozza, começamos a trabalhar para que nossos alunos tivessem a possibilidade de sonhar com tempos além-mar.

Iniciamos os primeiros contatos com universidades francesas e portuguesas para onde foram nossos primeiros alunos em intercâmbio internacional. Eram todos alunos de internato. Progressivamente, um número crescente de estudantes interessava-se por realizar a mobilidade. Em geral, os alunos estrangeiros em intercâmbio pertenciam ao último ano do curso médico, embora alguns alunos tenham vindo a realizar disciplinas anteriores ao internato na UFRJ por um curto período. É importante destacar que nossos alunos sempre realizaram o intercâmbio sem contar com qualquer suporte financeiro. Eles podiam permanecer apenas oito semanas, mas os alunos estrangeiros, que há mais tempo realizavam intercâmbio em diversos países, não raro com bolsas de estudo, vinham por dois, quatro ou até seis meses! Em nosso inverno chegavam os franceses e, em seguida, com a primavera, os portugueses.

Com o correr dos anos, novos acordos bilaterais possibilitaram, também, a mobilidade de alunos alemães, austríacos e espanhóis e, consequentemente, nossos alunos também chegavam à Alemanha, Áustria e Espanha, além de Portugal e França. Atualmente, o intercâmbio internacional na Faculdade de Medicina da UFRJ tem-se caracterizado pela mobilidade de alunos de internato por 8 ou 16 semanas, apesar de ser possível sua realização a partir do 6º período do curso médico, com duração de até um semestre. Acreditamos que o fato de a equivalência curricular ser mais fácil na fase de treinamento em serviço ou internato em instituições parceiras, possibilitando, em geral, que os alunos não deixem de se formar ao fim de seis anos, salvaguarda o tão cultivado sentimento de pertencimento a uma determinada turma, o que tem fomentado a preferência dos nossos alunos pela realização do intercâmbio no internato.

Neste contexto, surge na Faculdade de Medicina o Programa Ciência sem Fronteiras – Modalidade Graduação Sanduíche da CAPES, iniciado em 2011, criando a possibilidade de intercâmbio financiado pelo governo federal com duração de um ano, por vezes até um ano e meio, incluindo o estudo de língua estrangeira, tempo máximo permitido para alunos da UFRJ realizarem intercâmbio internacional. Os alunos da área da saúde tinham como restrição disciplinas que incluíssem prática clínica ou estágios supervisionados pertencentes ao ciclo profissional. Este é um aspecto específico da área da saúde, com claras repercussões no intercâmbio internacional de estudantes de medicina, o que tem exigido termos aditivos específicos e, por vezes, tem limitado a realização de acordos bilaterais, sobretudo, com universidades de países anglofônicos. No início do Programa Ciência sem Fronteiras houve o pleito de que as universidades estrangeiras com as quais as universidades brasileiras já tinham acordos de cooperação bilateral fossem priorizadas como local de intercâmbio para os alunos brasileiros. Isto teria sido particularmente importante na área da saúde, mas não foi possível.

Contudo, muitos dos nossos alunos candidataram-se ao Programa Ciência sem Fronteiras, que chegou a enviar cerca de 75 alunos/ano, ao passo que a Comissão de Relações Internacionais da Faculdade de Medicina, por acordos bilaterais, chegou a enviar 40 alunos/ano.

A riqueza das experiências de nossos alunos nos faz continuar criando novas oportunidades para maximizar a experiência tão diversa e cativante que, generosamente, alguns alunos compartilham conosco neste livro.

Foi com prazer que aceitei o convite da Professora Cristiane Villela e li as narrativas de alunos da Faculdade de Medicina que participaram do Programa Ciência sem Fronteiras. A decisão e escolha do intercâmbio, a experiência da diversidade cultural, o viver só, a qualidade de vida e dos serviços públicos, inclusive o de saúde, e a experiência como estudante de medicina são temas que se destacaram para mim.

Um de nossos alunos compartilha conosco que "saber que a Holanda tem um dos melhores sistemas de ensino superior do mundo, [...] um sistema de saúde muito eficiente, que mesmo antes de conhecer de perto já admirava". Isso nos chamou a atenção, pois poucos dizem suas razões de escolha por tal ou qual país.

A oportunidade de contato com diversas culturas é muito enfatizada, levando uma aluna a sintetizar o intercâmbio como "o encanto da diferença é o essencial". Os *roomates*, os colegas de universidade, especialmente em cidades cosmopolitas, os colegas nos cursos de línguas e, até mesmo, por exemplo, refugiados atendidos numa organização voluntária, proporcionaram o convívio com o diferente, o exercício da tolerância, a curiosidade e o espanto por tamanha diversidade.

Nem sempre o contraste cultural suscitou sentimentos bons. Um aluno fala da percepção de uma certa desvalia do estudante de medicina brasileiro quando comparado ao inglês. Num singelo episódio, o nosso aluno, ao ajudar o professor com uma palavra por ele esquecida, gera uma grande surpresa pela ajuda ter vindo de um brasileiro. É importante destacar que a experiência deste aluno faz com que ele compartilhe conosco "ter orgulho e certeza de a minha formação como médico no Brasil ser muito boa e superior em diversos aspectos".

Para alunos brasileiros, o estar na Europa, por vezes em cidades cosmopolitas, tendo acesso relativamente fácil e barato a vários países, ampliou o contato com a diversidade cultural: "em uma hora de voo você chega a um país completamente diferente, com língua, cultura, comidas e paisagens completamente diferentes. Assim pude conhecer do frio dos Alpes ao calor das praias croatas, do charme parisiense à magnitude do deserto do Saara".

A oportunidade de viver apenas sendo responsável por si mesmo de forma ampla. Esta experiência atualmente é bem mais comum entre alunos de medicina em razão do ENEM, que tem proporcionado uma rica diversidade no perfil de alunos das escolas médicas. Para alguns, esta experiência foi vivida pela primeira vez pelo Programa Ciência sem Fronteiras.

A qualidade de vida em países onde os serviços públicos funcionam muito satisfatoriamente, de forma a proporcionar segurança e conforto ao jovem. No entanto, vale destacar o aprendizado de uma aluna com imigrantes ilegais e refugiados: "Apesar de toda a violência no Rio de Janeiro, não temos ideia do que é viver em meio a bombardeios, vendo casas e escolas sendo destruídas, sonhos sendo perdidos, como acontece diariamente em áreas de conflito".

Com relação à experiência como estudante de medicina propriamente, as experiências foram diversas. Alguns puderam ser parte das equipes de saúde, aprendendo desde o vocabulário médico essencial para poderem comunicar-se com os colegas, e mesmo pacientes, até o funcionamento do sistema de saúde. Na França, mais uma vez, o sistema público de saúde chamou a atenção: "do mais pobre ao mais rico, todos frequentam os mesmos hospitais, todos têm o direito de realizar os mesmos exames de imagem, de receber os últimos e melhores tratamentos medicamentosos disponíveis, de usufruir das melhores tecnologias em saúde".

Gostaria de concluir este prefácio dizendo da certeza a que se chega ao fim da leitura das narrativas de intercâmbio internacional de nossos alunos, tão bem expressa por um deles: "Enfim, foi um ano muito rico, de muito crescimento pessoal e profissional, de muitas viagens, de muitos amigos. E ainda há quem diga que eu "perdi" um ano da faculdade..."

Alicia Regina Navarro Dias de Souza

Introdução

CORAÇÃO DE ESTUDANTE

Sergio Zaidhaft[1]

O fato de ter sido Diretor Adjunto de Graduação da Faculdade de Medicina da UFRJ no período em que os alunos (que aqui dão seus depoimentos) foram contemplados com o Programa Ciência sem Fronteiras me concedeu o privilégio de ser convidado para também dar meu depoimento.

Entretanto, devo dizer que me surpreendi com minha demora para redigir o texto. Embora tenha lido os relatos dos alunos assim que me foram enviados, ter tido uma série de ideias para responder à encomenda a partir das lembranças e dos sentimentos que me foram despertados, não conseguia escrever nem uma mísera linha, o que só faço agora no último dia do prazo para a entrega dos originais à editora.

Psicanalista que sou, obviamente busquei entender por que esta dificuldade. Afinal, do que trata o que vocês lerão a seguir? Nada além do que se poderia esperar de jovens que passaram um ano no exterior e falam de suas expectativas favoráveis ou desfavoráveis antes de embarcarem, relatam algumas diferenças culturais entre o que viram e o que conheciam no Brasil, outras ainda do modo de se ensinar e aprender nas universidades onde estiveram e de seu curso na UFRJ, seu aprendizado pessoal ao se verem sozinhos em outro país sem as referências e os hábitos que tinham aqui e, por fim, um balanço do que representou para eles esta experiência. Sim, e então? O que tem demais? Por que minha dificuldade, minha relutância para finalmente escrever?

---

[1] Diretor Adjunto de Graduação da Faculdade de Medicina da UFRJ de junho de 2010 a janeiro de 2016.

Primeira hipótese (não por relevância, mas por antiguidade): inveja. Todas as vezes em que conversei com um aluno contemplado tanto antes de ir quanto ao voltar, percebia-me invejando a oportunidade que estavam tendo. Algumas vezes, inclusive, por me sentir mais à vontade com algum, até revelei este meu sentimento. No entanto, não detecto em mim, ou na realidade objetiva, qualquer indício de que por minha inveja tentei impedir ou prejudicar sua ida ou criar obstáculos para a equivalência do que tinham cursado fora e as disciplinas da UFRJ. Então, não deve ter sido este o motivo de ter demorado a escrever.

Segunda hipótese: não seria inveja por não ter tido essa experiência quando jovem, mas sim por não mais ser jovem, ou seja, talvez inveja da juventude ou, melhor dizendo, uma frustração ou uma não aceitação da onipotência do tempo. Dizendo melhor, tudo bem que não pude candidatar-me quando estudante, mas, ora bolas, por que não agora? Eis uma hipótese tentadora, quem sabe não é isso mesmo? Mas o que digo? Teria eu tamanha falta de senso de realidade? Tamanha falta de senso de ridículo a ponto de não reconhecer o inexorável? Não, não é razoável e, novamente, mesmo que isso fosse verdade, se não coloquei obstáculos à ida dos alunos, por que isso me impediria de escrever?

Se estas duas hipóteses, advindas de minha frustração, não me satisfazem, deve ser por algum outro caminho que vou chegar à resposta que busco. Por onde vou? Quem sabe pela via de meus sentimentos? Sim, claro. O que senti ao ler os depoimentos dos alunos? O que lá encontrei (e que vocês encontrarão): entusiasmo, paixão, medo, desespero, solidão, encantamento, busca de caminhos próprios, descoberta de si mesmos, crescimento, ou seja, corações pulsando, vida, enfim. E o que senti ao me deparar com todos estes sentimentos? Admiração pela coragem de se aventurarem, agradecimento por sua entrega ao relatarem o que viveram, fascínio pela experiência inigualável que tiveram, orgulho por serem alunos nossos e esperança por acreditar que esta experiência trará um retorno para nosso ensino e, em última instância, para a saúde e a educação de nosso país.

Se é assim, se são estes os meus sentimentos, soa totalmente absurdo até mesmo levantar a hipótese de que estes sentimentos me impediriam de escrever, tamanha sua falta de sentido. A consequência é que continuo sem saber.

Introdução

O tempo e o espaço estão esgotando-se e vou poupá-los de mais elucubrações e, finalmente, revelar o que, para mim, na verdade, estava claro desde o início. A relutância em escrever decorreu, exclusivamente, de minha tristeza pelo fim do Programa Ciência sem Fronteiras aos estudantes. Sei dos argumentos utilizados para tal decisão, concordo que há que se estabelecer prioridades em tempos de retração da economia, reconheço que houve falhas na seleção dos locais para o envio dos alunos e não se estabeleceram normas para uma retribuição do investimento nos alunos de graduação como há para os alunos de pós-graduação que obtêm algum auxílio para estudar no exterior.

Com relação a estas alegações, vocês comprovarão, ao ler os relatos, que este livro constitui um belo exemplo de retribuição à sociedade do investimento neles feito. Além disso, e tomando a liberdade de citar uma aluna, filha de pequenos agricultores do interior do Paraná, de uma cidade chamada Pérola, que teve uma oportunidade em sua vida que, possivelmente, nunca teria, assim é a imagem que este livro e este Programa nos deixa: uma joia.

Se, por um lado, fica a dor de não mais ser possível oferecer esta chance a tantos outros de nossos alunos; por outro, aos alunos e às organizadoras do livro, fica o agradecimento deste velho professor por ter podido renovar em mim o coração de um estudante. Como na canção: alegria, sonho, esperança, juventude e fé.

Rio de Janeiro, novembro de 2016.

Alunos da Faculdade de Medicina da UFRJ Autores das Narrativas

AMALIA ELIZABETE COELHO PINGUELLO
Aluna de graduação no 5º período de Medicina da UFRJ quando participou do CsF, atualmente no 8º período

ANA CAROLINA DO AMARAL HENRIQUE DE SOUZA
Aluna de graduação no 7º período de Medicina da UFRJ quando participou do CsF, atualmente no 12º período

DANIEL FAES E GRAÇA
Aluno de graduação no 7º período de Medicina da UFRJ quando participou do CsF, atualmente no 12º período

DANIEL GOMES HENRIQUES
Aluno de graduação no 3º período de Medicina da UFRJ quando participou do CsF, atualmente no 6º período

LEONARDO OUTES AMIGO
Aluno de graduação no 8º período de Medicina da UFRJ quando participou do CsF, atualmente no 10º período

LUISA MORAES TEIXEIRA
Aluna de graduação no 8º período de Medicina da UFRJ quando participou do CsF, atualmente no 12º período

LUIZA GONDIM TOLEDO
Aluna de graduação no 8º período de Medicina da UFRJ quando participou do CsF, atualmente no 10º período

MOACYR FREIRE
Aluno de graduação no 8º período de Medicina da UFRJ quando participou do CsF, atualmente no 12º período

RODRIGO DE CARVALHO BRANDÃO
Aluno de graduação no 6º período de Medicina da UFRJ quando participou do CsF, atualmente no 7º período

VANESSA DO ROSÁRIO COSTA MENDES
Aluna do 12º período da Faculdade de Medicina da UFRJ quando participou do CsF, atualmente médica brasileira revalidando seu diploma na França

Sumário

As Narrativas

De Pérola para o Mundo!........................... 3
Amalia Elizabete Coelho Pinguello

Sobre como Viver um Ano Inesquecível................ 11
Ana Carolina do Amaral Henrique de Souza

Gezelligheid 19
Daniel Faes e Graça

Experiência de Um Ano de Vida nos Estados Unidos...... 25
Daniel Gomes Henriques

"Tea, Please"..................................... 31
Leonardo Outes Amigo

O Melhor Ano "Perdido" da Vida 39
Luisa Moraes Teixeira

Viagem ao Centro de Mim.......................... 47
Luiza Gondim Toledo

Curtindo um Verão Maravilhoso na Europa!............. 53
Moacyr Freire

Uma Vida em Onze Meses 59
Rodrigo Brandão

Uma Vida Inteira em Um Ano 65
Vanessa Mendes

No Lugar do Outro...

Luiza Toledo Recontando Amalia Pinguello 73

Amalia Pinguello Recontando Luiza Toledo 75

Luisa Teixeira Recontando Daniel Faes e Graça 77

Moacyr Freire Recontando Luisa Teixeira 79

Daniel Faes e Graça Recontando Moacyr Freire 81

Leonardo Amigo Recontando Ana Carolina do Amaral 83

Ana Carolina do Amaral Recontando Leonardo Amigo 85

Dicas de Intercâmbio

O Que Fazer em Amsterdam? As Cinco Melhores Dicas para Aproveitar a Cidade como um Nativo 89
Daniel Faes e Graça

Bristol 91
Rodrigo Brandão

Dicas de Viagem: Cleveland 95
Ana Carolina do Amaral Henrique de Souza

Dicas sobre Londres 99
Leonardo Outes Amigo

Dicas de Nova York e Estados Unidos 111
Amalia Pinguello

Dicas para Quem Vai Visitar Sydney 113
Luiza Toledo

Dicas do Wisconsin 119
Daniel Gomes Henriques

UM VOO ALÉM DA MEDICINA
Narrativas de Alunos de Medicina no Programa Ciência sem Fronteiras

As Narrativas

De Pérola para o Mundo!

Amalia Elizabete Coelho Pinguello

Ao tentar me lembrar de quando surgiu o desejo de morar fora do país, percebi que essa data é bem próxima daquela em que lembro de mim como pessoa. No entanto, isso era um sonho que ficava na mesma caixa de sonhos como ser uma astronauta e piloto de avião supersônico... sim, eu sonhava com tudo isso. A razão de tal distanciamento se dava pela minha realidade: eu não passava de uma menina nascida e criada na zona rural de uma pequena cidade no noroeste do Paraná, cujo nome é Pérola, que sonhava em morar um tempo em outro país...

Lembro-me de que, durante todo o ensino médio, eu sonhava em fazer agronomia, penso que pelo fato de minha vida e a agricultura serem amigas de longa data. Morávamos, minha família e eu, em uma pequena propriedade onde plantávamos de tudo um pouco. A acerola era um dos carros-chefes e nos rendia trabalho para metade do ano. Eu ajudava meus pais na colheita desde que era pequena.

Estudar sempre foi uma paixão para mim; na escola me sentia em casa. Fazia chuva ou sol, sempre ia à escola com minha fiel escudeira, uma bicicleta cor-de-rosa que me acompanhava nos 5 km do trajeto de casa até a escola pública em que estudava. Durante o trajeto, às vezes eu pensava... o que será que me espera daqui a 4 anos? E sonhava mais um pouco.

Foi em 2011, durante uma tarde de verão qualquer, lembro-me bem... tinha eu apenas chegado em casa do campo depois de um dia intenso de trabalho, quando vi na TV um comercial do governo sobre um novo programa chamado Ciência sem Fronteiras. Por alguns minutos, eu fiquei atônita, aquela poderia ser a oportunidade que eu esperava... No entanto, eu estava no terceiro ano do ensino médio, meu próximo ano era uma incógnita, e o sonho de morar fora tinha como obstáculo um dos monstros da minha caixa de Pandora: a não proficiência em idioma algum. Refleti naquela hora: "que pessoa em sã consciência não gostaria de fazer esse programa? Se eu pudesse...".

Minha vida se transformou completamente em 2012, em resumo: depois de passar para agronomia em uma universidade estadual próxima à minha casa e faltando menos de 15 dias para o início das aulas, resolvi inscrever-me pelo SISU para o curso de medicina na UFRJ, e aqui estou eu desde então e, diga-se de passagem, não poderia ter feito melhor escolha.

Após alguns semestres, já como aluna de medicina, ainda nutria a vontade de fazer intercâmbio, de conhecer as realidades de outro país. Foi então que, no final de 2013, me inscrevi no programa Ciência sem Fronteiras no edital 156 para os Estados Unidos.

Para a seleção passamos pelos representantes da comissão local da universidade, que envia a lista de selecionados para a Capes, órgão responsável pelo edital, no meu caso. Podemos fazer a inscrição somente para um país, no meu caso, Estados Unidos, e escrever uma carta dizendo em que universidade gostaríamos de estudar. No entanto, muito frequentemente, o estudante não vai para a universidade que sugeriu, o que aconteceu comigo.

O processo de seleção teve a duração de outubro de 2013 até maio de 2014, longos meses de espera para milhares de estudantes que esperavam, ansiosos, para saber sobre sua nova casa no próximo ano.

Em meados do mês de maio, recebi a carta informando a universidade para qual eu iria. Fui selecionada para um instituto tecnológico localizado em Nova York. Isso foi algo bastante estranho para mim, já que tecnologia me faz lembrar cursos da área de exatas e não medicina. No fundo eu estava certa.

Em meu programa estavam incluídos 2 meses prévios de inglês antes de iniciar o semestre propriamente dito na universidade estrangeira. Durante esses 2 meses residi na cidade de Nova York. Foi uma experiência única, mesmo para quem não havia gostado da ideia de morar durante mais 1 ano em uma grande metrópole.

O grupo do curso de inglês era formado somente por brasileiros, cerca de 50 ao todo, todos do programa Ciência sem Fronteiras. Fomos muito bem recebidos na universidade e recebemos uma ótima assistência. O maior problema durante esse tempo, e ao longo de todo o intercâmbio, a meu ver, foi o contato quase que exclusivo com brasileiros.

Após esses 2 meses, o grupo de cerca de 30 brasileiros (no qual estava inclusa), estudantes da área da saúde e engenharia, foi transferido para um *campus* da universidade localizado em um lugar a 1h30 de carro de Nova York. O lugar onde morávamos pertencia a uma cidade chamada *Old Westburry*, mas, nesse local, havia somente uma residência universitária, na qual moravam, majoritariamente, alunos internacionais.

Foram 9 meses vivendo nessa moradia universitária que mais parecia um alojamento para estudantes de países do BRICS. A maioria dos estudantes era do Brasil, Índia ou China. Vivíamos novamente entre brasileiros, já que a interação entre os três grupos não era muito efetiva. Logo, para mim, a parte de imersão na cultura deixou a desejar, e acredito que foi assim para a maioria dos brasileiros que ficaram nesse *campus*.

Não houve contato significativo com a cultura americana, de modo que não fiz amizade alguma com americanos nativos. Isso melhorou um pouco quando iniciei estágio em um hospital ao final do intercâmbio, mas tratarei desse assunto mais à frente.

Sobre a parte acadêmica, tive aulas somente em inglês. Era um pouco difícil no começo, em razão do meu déficit com a língua inglesa, no entanto, os professores, ao saberem disso, eram muito solícitos e se colocavam à disposição para ajudar.

Outro ponto do intercâmbio que deixou a desejar foram os cursos disponíveis para alunos da área da saúde. A universidade em que estudei era muito pequena e por ser um instituto de tecnologia, o foco eram os cursos de exatas. Os alunos da área da saúde contaram com poucas opções de cursos. Outra questão era que, nos Estados Unidos, cursos como medicina e fisioterapia têm uma estrutura diferente do que é no Brasil. Lá, medicina em si dura 4 anos (o chamado *graduate*). No entanto, para ingressar no curso de medicina o aluno deve estudar outros 4 anos (período chamado *undergraduate*) após o término do ensino médio, cumprindo cursos de várias áreas como biologia, exatas e humanas, totalizando, então, cerca de 8 anos de formação médica.

Como o sistema de ensino de medicina adotado no Brasil se assemelha ao modelo de alguns países europeus, não podíamos cursar matéria alguma de medicina, somente poderíamos estudar matérias do *undergraduate*. O problema disso foi que, como os cursos oferecidos pela universidade na área de biológicas tinham temas muito básicos (como química geral e biologia geral), o aproveitamento desses 9 meses de estudo, a meu ver, não foi o esperado, já que nesse grupo havia alunos de medicina que já estavam no internato, em treinamento clínico e que, durante 9 meses, o máximo que fizeram foi estudar anatomia geral de animais.

Nem tudo, no entanto, foram decepções. Analisando todo o intercâmbio, a melhor parte, sem dúvida, foi o estágio. Para conseguir um estágio, o modo mais fácil foi mandar *e-mail* para professores, muitas vezes desconhecidos, na área de pesquisa de interesse e aguardar uma resposta, que, muitas vezes, nem chegou. Enviei cerca de 100 *e-mails* com meu *curriculum* e informações sobre o Ciência sem Fronteiras. Obtive poucas respostas e, dentre essas, duas respostas positivas. Fiz um estágio de 3 meses em um dos poucos hospitais públicos da cidade de Nova York, no setor de dependentes químicos; e outro em uma outra grande universidade, em um projeto em conjunto com um órgão governamental brasileiro.

Ocorreu uma história divertida sobre como consegui o estágio no hospital público: dentre a centena de *e-mails* enviados, estava um destinado a um professor universitário chamado John. Ele se empolgou com meu *e-mail* e como não tinha vaga para estagiários, enviou meu *e-mail* para o departamento no qual trabalhava para que algum dos seus colaboradores me aceitasse naquela função. Foi então que recebi o convite de Babak, um médico que trabalhava no setor de tratamento para pacientes usuários de drogas. Certo dia, em uma aula do departamento, Babak me apresentou às pessoas como sendo *John's student*, e depois de alguns segundos percebi a que se referia e me lembrei que eu nem ao menos conhecia John pessoalmente, na verdade nunca o conheci.

No outro estágio que mencionei trabalhava traduzindo documentos de um projeto americano sobre pré-natal, que seria implementado no Brasil. Foi uma experiência totalmente diferente da primeira, pois ficava sempre em um escritório e me dedicava à parte preparatória à implementação do projeto, já que a parte prática seria iniciada no Brasil. Durante esse período tive a oportunidade de melhorar no idioma inglês, pois trabalhavam na elaboração deste projeto duas americanas. Elas tinham bastante paciência com a dificuldade que eu apresentava em me comunicar e me ajudavam com palavras que não conhecia.

Dos outros aspectos que me chamaram atenção durante esse período em terras do Tio Sam, não posso deixar de mencionar a comida. A ausência da dupla dinâmica arroz e feijão era quase intolerável. E quando alguém me perguntava do que mais eu sentia falta, estando longe de casa, confesso que arroz com feijão ocupava lugar bem próximos no pódio com a família. Afinal, 1 ano longe dos pais não é algo fácil nem mesmo para quem já se acostumou a vê-los duas vezes ao ano.

Já me preparando para encerrar a narrativa, não poderia deixar de falar algumas linhas do pouco de cultura americana com a qual me deparei. Algo que me marcou foi o modo com que os americanos tratam as outras pessoas, palavras como desculpe ou por favor estão enraizadas em todos. Surpreendi-me quando, ao andar pela rua, as pessoas me pediam desculpas pelo fato de cruzarem à minha frente. Eu pensava comigo: "desculpe de que, você nem ao menos esbarrou comigo". Com o tempo percebi que isso era algo medular, não era algo pensado, mas automático como o ato de caminhar, quando eu mesma estava agindo dessa forma. No entanto, por mais mecânico que isso pudesse parecer, notei como fazia falta logo ao chegar ao Brasil. Por outro lado, nas viagens no lotado metrô de Nova York, percebi como a capacidade que temos no Brasil de tirar humor das situações difíceis torna a jornada mais leve. Em meio a tanta gente, raros eram os sorrisos.

Olhando para trás e vendo o que significou para mim esse 1 ano de intercâmbio, mesmo com os diversos pontos falhos do programa, não titubeio em responder "sim" quando me perguntam se valeu a pena atrasar 1 ano na minha formação. Foi um ótimo tempo de amadurecimento pessoal e até mesmo profissional. Um tempo que me propiciou uma visão diferente do Brasil e do povo brasileiro, assim como uma vontade extra de me esforçar em ser melhor e fazer melhor. Bem, acho que por aqui encerro uma pequena narrativa do que representou para mim essa experiência.

As Narrativas

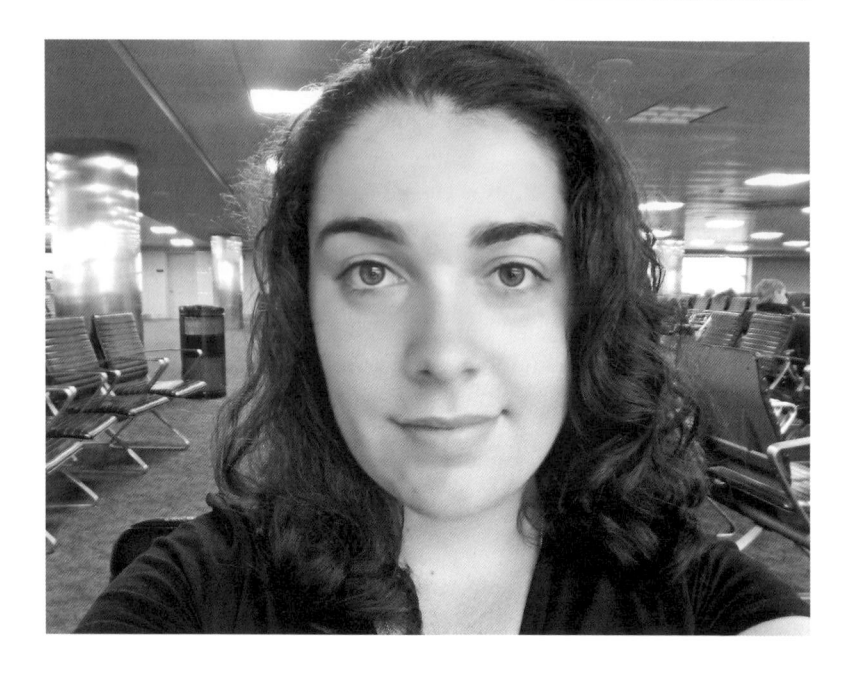

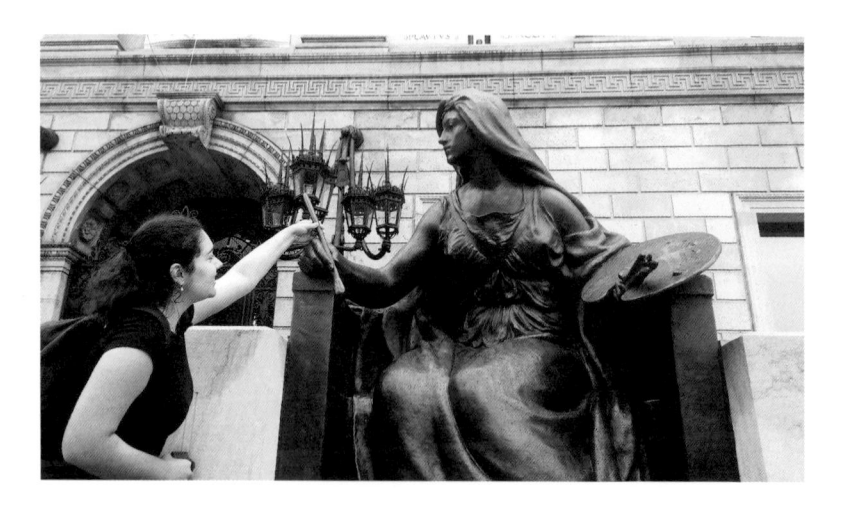

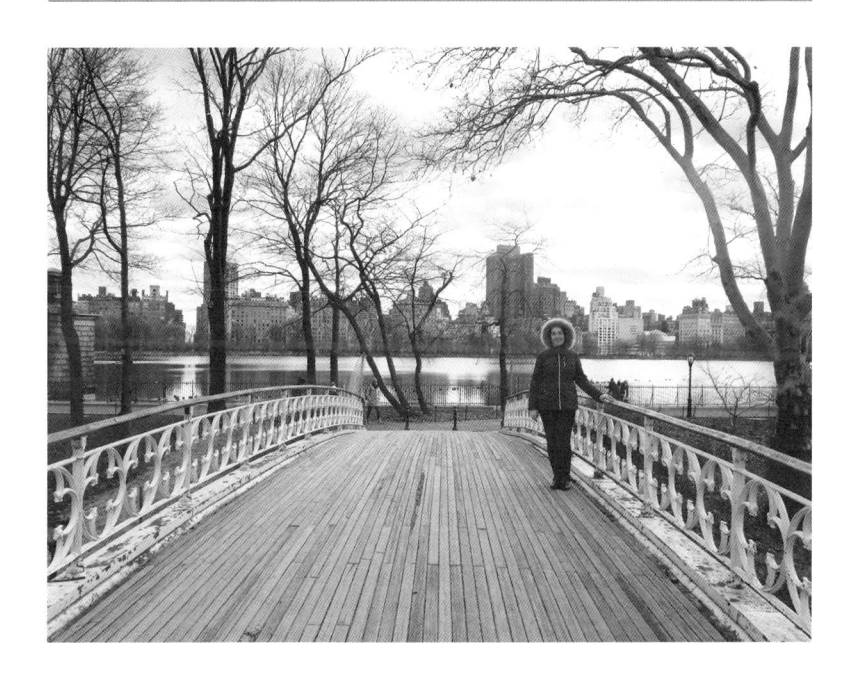

Sobre como Viver um Ano Inesquecível

Ana Carolina do Amaral Henrique de Souza

Tudo começou em um domingo à tarde, despretensioso como todas as tardes de domingo. A rádio estava ligada e sintonizada em uma estação qualquer quando, em meio às canções corriqueiras, um anúncio me chamou a atenção: um novo programa do governo, com vagas para universitários estudarem durante 1 ano no exterior. Bolsas integrais, inscrições abertas. Parecia uma oportunidade única e imperdível. Naquele momento, a antiga semente de estudar fora parecia renascer e ganhar força como nunca antes havia acontecido. Era agosto de 2012 e, a partir desse dia, iniciou-se uma longa jornada que culminaria com a tão sonhada viagem que, naquela época, eu não sabia que mudaria a minha vida para sempre.

Estudar no exterior sempre havia sido um grande sonho e um objetivo que eu almejava alcançar apenas em épocas de pós-graduação. Diante de uma chance tão atraente, tive absoluta certeza de que ir para o Ciência sem Fronteiras seria, de fato, a escolha mais razoável, sem muitas dúvidas ou ponderações acerca do impacto dessa decisão na minha vida posteriormente. A grande primeira escolha foi o país: optei pelos Estados Unidos em razão das universidades de excelência e das oportunidades de integração a um projeto de pesquisa. Aliás, a paixão pela ciência foi o grande norte de todas as decisões que concerniam à viagem e à possibilidade de, enfim, trabalhar diretamente com pesquisa, parecendo absolutamente fantástica. No início de 2013, recebi a carta de aceite da *Case Western Reserve University*, em Cleveland, Ohio, onde passaria os próximos 9 meses.

No primeiro semestre letivo, optei por fazer matérias da área biomédica, como Fisiologia Translacional, Princípios Moleculares das Doenças, Engenharia Biomédica e dos Tecidos. Todas foram muito importantes para solidificar os conhecimentos já adquiridos durante o curso de Medicina no Brasil e para aprender tantas outras coisas absolutamente novas e incríveis. Ao longo desses 9 meses, além das aulas teóricas, comecei a participar de um projeto de pesquisa no hospital da universidade – *University Hospitals* – no departamento de Cardiologia (*Harrington Heart and Vascular Institute*). Nosso projeto tem como principal objetivo avaliar os efeitos cardioprotetores de determinados medicamentos em pacientes com tumores hematológicos submetidos a transplante de medula óssea. Participar de uma pesquisa majoritariamente clínica desde o seu início me permitiu ampliar meu entendimento sobre o planejamento, execução e análise dos estudos de mesma natureza e perceber sua importância na construção do conhecimento médico. Tive a oportunidade de apresentar nossos resultados preliminares, porém já expressivos, no Congresso Brasileiro de Cardiologia de 2015, em Curitiba. Foi um momento único, por estar sozinha e ter a responsabilidade de apresentar algo de tamanha magnitude, mas com o apoio – mesmo que remoto – de toda a equipe do hospital, tudo não poderia ter saído melhor.

Porém, os ganhos não se deram apenas no plano acadêmico. Morar sozinha pela primeira vez foi uma experiência dicotômica, por vezes desafiadora e cansativa, por vezes prazerosa e libertadora. Para uma jovem que nunca havia se visto nas rédeas da casa e de todas as suas tarefas inerentes, julgo que acabei me saindo bem. Aprendi o valor da organização, do respeito ao espaço compartilhado, da paciência e da compreensão para a boa convivência. Aprendi que a louça não se lava sozinha, que a secadora nunca deve ser colocada na temperatura máxima, que roupas escuras soltam tinta sim e que deixar de dormir para estudar pode ter consequências drásticas. Mas aprendi, também, que cozinhar pode ser um prazer, que fazer uma lista de compras ajuda a poupar e que preparar o jantar com amigos, cada um falando uma língua diferente, pode ser muito divertido. Toda a experiência de gerenciar uma casa e conviver com outras pessoas que até então eram desconhecidas me ensinou muito sobre planejamento e sobre o respeito, sendo o diálogo o melhor instrumento para uma vida doméstica partilhada e saudável.

Nos 3 meses finais do intercâmbio, os estudantes devem escolher um projeto ou estágio para trabalhar durante as férias de verão americanas. Após um período de muita indecisão e receio acerca dos locais para onde aplicar, fui aceita para o estágio na Universidade de Harvard, no laboratório de Epigenética da *Harvard School of Public Health*. No dia da chegada a Boston, o sonho de uma vida inteira parecia se concretizar e estar ali, diante de mim, sob a forma de um prédio cinza cheio de janelas e colunas, repleto de mistérios que eu teria que desvendar nas semanas que se seguiriam. A experiência não poderia ter sido melhor, por estar em um dos maiores centros de ensino e pesquisa do mundo e ter a oportunidade de assistir aulas, colóquios e apresentar os meus próprios resultados para aqueles que julguei que jamais conheceria pessoalmente.

Toda essa experiência proporcionada pelo Ciência sem Fronteiras foi capaz de me mostrar que nós, alunos brasileiros, somos plenamente capazes de fazer pesquisa de ponta, participar de discussões e mostrar a outros profissionais pontos de vista diferentes, embasados e sólidos, sem qualquer julgamento de inferioridade. Tendo em vista que todos os países possuem estruturas acadêmicas, científicas e tecnológicas muito distintas entre si, observar os pontos positivos e negativos de cada um com o objetivo de aplicá-los criticamente ao nosso país foi o grande trunfo do programa e papel de cada um de nós enquanto alunos bolsistas.

Algumas diferenças entre o modelo de educação universitária nos EUA e no Brasil tornaram-se muito evidentes durante este ano de intercâmbio e a principal delas foi observar o papel social da universidade, tanto individual quanto coletivamente. Nos EUA, a universidade ocupa uma parcela generosa da vida dos alunos, que vivenciam maior integração à vida acadêmica, a começar pelo fato de a grande maioria dos estudantes morar no próprio *campus*, facilitando os deslocamentos entre as aulas e o próprio dormitório. Os alunos participam de um grande número de atividades e eventos extracurriculares promovidos pela universidade, como clubes de esportes ou organizações estudantis, passando por grupos de discussão de cultura latino-americana até clubes de dança indiana. Dessa forma, a vida universitária torna-se muito pulsátil e viva, marcada pela grande heterogeneidade dos estudantes de todo o mundo que ali coexistem. Essa versatilidade integra os alunos e permite uma grande troca cultural, agregando opiniões e diferentes pontos de vista sobre questões em comum. Tive a oportunidade, por exemplo, de discutir com colegas da aula de Fisiologia Translacional sobre livros que estavam sendo discutidos na aula de Estudos de Gênero que eles cursavam, sobre direitos das mulheres e machismo na mídia. Achei o tema tão interessante que assisti a documentários de aula com eles, li alguns artigos enviados pela professora da matéria, cheguei a frequentar algumas aulas como ouvinte e pude mudar completamente minha forma de enxergar e compreender um assunto sobre o qual nunca havia refletido muito antes. Diante de experiências como essas, pude perceber que o universo do conhecimento não se restringe ao conhecimento médico, e que é possível tornar-se alguém mais interessante e crítico através de pequenas e novas informações adquiridas dia a dia.

Foi extremamente produtivo e enriquecedor participar desse ambiente de integração e troca na universidade, até pelo fato de que lá os alunos, mesmo após escolher uma área maior de estudo – Biologia ou História, por exemplo – são encorajados a fazer diversas matérias de outras áreas e, assim, expandir a visão sobre outros assuntos. Além das matérias tradicionais, também escolhi fazer um semestre de francês com uma professora nativa extremamente atenciosa e que reacendeu minha vontade de visitar a França pelas dicas de filmes e músicas do país. Também me tornei frequentadora assídua do clube de filmes do Instituto de Arte de Cleveland, onde eram exibidos, duas ou três vezes por semana, clássicos do cinema mundial, filmes independentes e produções estrangeiras, que eu não teria a oportunidade de assistir em cinemas tradicionais se não estivesse em um ambiente universitário repleto de criatividade e cultura.

O outro aspecto importante a se ressaltar no que concerne às diferenças entre os dois países no quesito universidade é a relação entre os alunos e professores. No Brasil, ao passo que grande parte das relações aluno-professor é marcada, em sua maioria, pelo distanciamento, nos EUA os professores são muito próximos dos alunos, disponibilizando horas de atendimento em suas salas para tirar dúvidas ou mesmo conversar sobre temas gerais ou assuntos particulares com os seus estudantes. Eu tive a oportunidade de usufruir dessas *office hours* fora do horário de aulas, e os professores demonstram interesse integral sobre o aluno, sobre suas dificuldades, problemas, sugestões ou até mesmo quando não há nenhum motivo específico para a reunião, mas apenas para debater sobre assuntos genéricos. Eu mesma tive a oportunidade de conversar com professores sobre temas diversos e que geravam curiosidade para eles, como funciona o sistema de saúde no Brasil ou sobre a forma de ingresso no curso médico em comparação ao sistema americano, e quais as implicações práticas das diferenças. Sempre se parte do pressuposto de que o aluno está ali interessado em aprender e quando existe algum problema ele busca sua melhora por meio da ajuda do professor. Esse tipo de relação aproxima o aluno, torna-o mais envolvido e interessado nas atividades desenvolvidas dentro e fora da sala de aula e permite um aproveitamento significativamente superior.

Ainda que a experiência acadêmica tenha sido excelente, obviamente não existem apenas memórias boas. Cleveland, por muitas vezes, não foi a cidade mais acolhedora possível, com seus intermináveis dias de neve e temperaturas negativas, transformando os deslocamentos e muitas atividades do cotidiano em difíceis missões que envolviam paciência e incontáveis camadas de roupa extra. Em muitos momentos tive muito medo, medo de estar aquém da capacidade dos meus colegas internacionais, medo de sofrer com a ausência das pessoas amadas, medo de estar ali, sozinha, diante de um mundo de coisas novas a descobrir. E ainda que este sentimento tenha parecido insuperável em muitas ocasiões, os novos desafios geraram coragem para enfrentá-los e o apoio da família e amigos brasileiros foi crucial durante toda a jornada, muitas vezes apenas por meio de telefonemas ou mesmo mensagens banais que passavam desapercebidas durante o dia.

O intercâmbio pelo Ciência sem Fronteiras trouxe inúmeros e imensuráveis ganhos e mudou radicalmente a minha visão acerca da universidade e de seu papel na sociedade. A partir da vivência em uma realidade bastante distinta e heterogênea, tornei-me mais crítica em relação à nossa própria realidade e consciente do quanto somos capazes de mudá-la e impactá-la positivamente. O convívio com culturas distintas e novas formas de enxergar os problemas (e suas possíveis soluções) mostrou a importância do nosso papel enquanto disseminadores das boas práticas que vivenciamos no exterior e da ciência como ferramenta de desenvolvimento do nosso próprio país. Quando decidi embarcar nessa viagem sem rumo, cheia de expectativas e sonhos, acabei recebendo muito mais do que podia esperar. Retornei ao Brasil uma nova estudante de Medicina, uma nova filha, uma nova cidadã e, principalmente, uma nova jovem, cheia de esperanças e convicta da minha vontade de fazer a diferença.

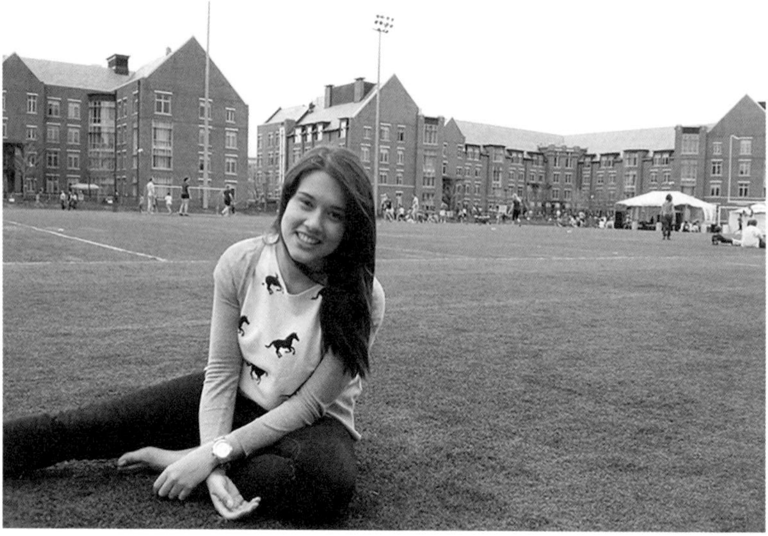

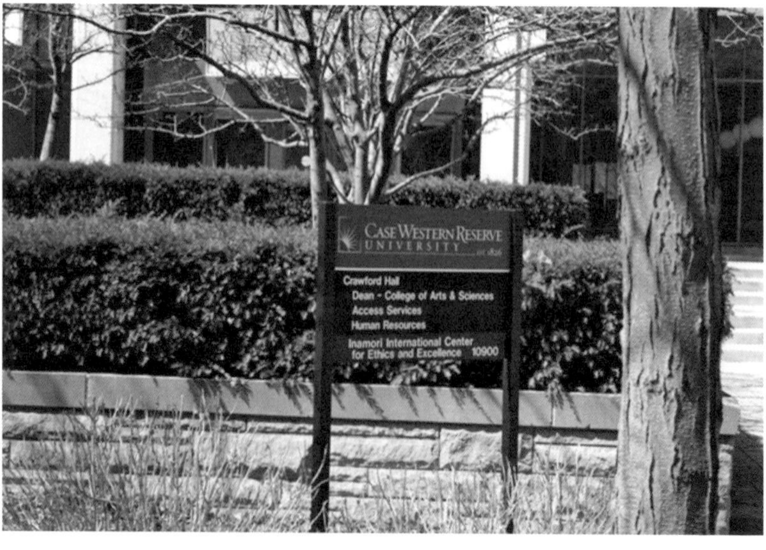
CASE WESTERN RESERVE
UNIVERSITY
Crawford Hall
Dean - College of Arts & Sciences
Access Services
Human Resources
Inamori International Center
for Ethics and Excellence 10900

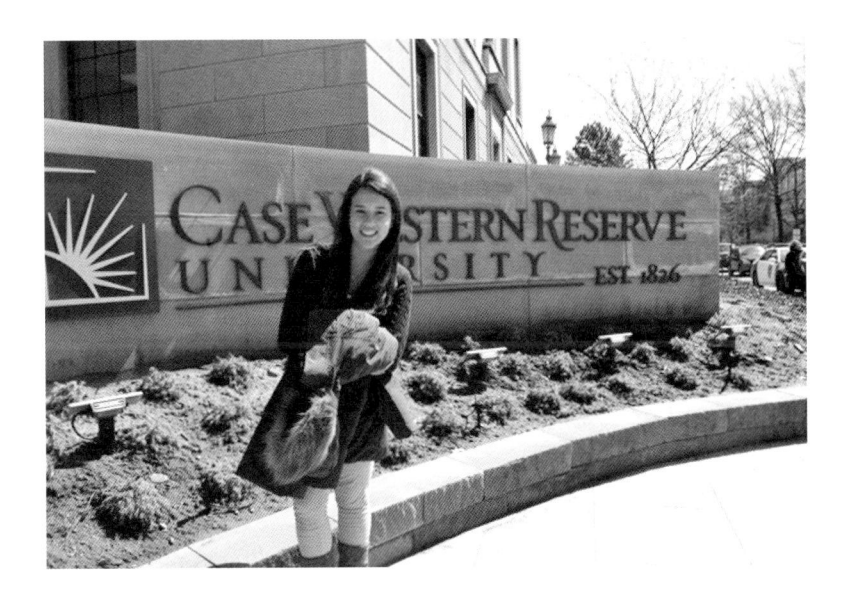

Gezelligheid

Daniel Faes e Graça

Eu já estava um pouco saturado da rotina sempre repetitiva do estudante de Medicina. O ciclo de ir para a faculdade/assistir as aulas/estudar para as provas já não me motivava tanto quanto no início. Eu achava que precisava de algo a mais, buscar outros tipos de conhecimento, ter horizontes diferentes e descobrir o mundo além dos diagnósticos e tratamentos. Não que estivesse insatisfeito com a graduação, mas não estava exatamente satisfeito com os rumos involuntários que a vida levava. Gostava da rotina que vivia e de aprender da forma como aprendia, mas não tanto. Foi o não tanto que me motivou a buscar a possibilidade do algo a mais.

A ideia de me inscrever em um programa de intercâmbio surgiu em uma tarde despretensiosa de férias/greve com amigos, enquanto conversávamos sobre nada e pensávamos em planos futuros. Eu me lembro bem da nossa excitação inicial de pensar sobre o país que escolheríamos, como seria o processo, como seria a experiência, se ficaríamos juntos. Era uma decisão importante em nossas vidas acadêmicas e que, ao mesmo tempo, prometia momentos incríveis que todos os jovens têm a ânsia de viver. No fundo, eu acho que já sabíamos, desde o primeiro dia, da magnitude dessa decisão. E não nos assustamos. Todos levamos à frente esse projeto que a princípio parecia uma dessas resoluções que desaparecem tão rápido quanto surgem.

Inscrevi-me no programa Ciência sem Fronteiras e escolhi como país de destino a Holanda, depois de namorar outras opções como Reino Unido e Austrália. Minhas motivações acadêmicas foram muitas, mas pesou, principalmente, saber que a Holanda tem um dos melhores sistemas de ensino superior do mundo e que eu poderia aprender outro idioma além do inglês, apesar de este ser suficiente para o processo de seleção. Além disso, os Países Baixos têm um sistema de saúde muito eficiente que, mesmo antes de conhecer de perto, já admirava. O processo foi longo, demorado, burocrático e me causou algumas crises de ansiedade, mas nada que não fosse esperado. Felizmente sempre gostei de sonhar e planejar traçados futuros e esperar tanto tempo não foi uma tortura para mim mais do que foi para meus amigos. Em 10 meses, os planos tornavam-se reais e lá estava eu, aterrissando em Amsterdam no começo de um novo ano, fruto de uma decisão ousada e antes tão distante. Digo ousada não por pretensão, mas por acreditar que interromper por 1 ano a vida "automática" que estamos acostumados a levar para correr atrás de um projeto apaixonado é uma decisão que exige um bocado de coragem e confiança.

Bem, o período de chegada em um país novo normalmente é o período de lua-de-mel; comigo não foi diferente. No começo, tudo são flores, e quando cheguei tive a certeza de que vivia em um livro de ficção escrito caprichosamente para ter um final feliz. Mais do que isso, eu era o protagonista. Reapaixonava-me todos os dias pela cidade e sua gente, suas ruas, bairros e cores, cheiros e detalhes. Aquela sensação de ser novo e querer conhecer pessoas novas é um desses sentimentos que nos animam independente de onde estamos. Um intercâmbio é uma *overdose* de novas informações, experiências e ensejos e eu aconselho a você que, eventualmente, vai passar por isso que simplesmente aproveite!

Durante minha estadia morei no *campus* da universidade, a 8 minutos de bicicleta do prédio central e do hospital. Dividi com 13 outros estudantes uma espécie de *flat* com uma cozinha comunitária em que cada um dispunha de seu quarto e banheiro próprios. Olhando para trás, hoje me dou conta de que morar onde morei fez toda a diferença na minha experiência como intercambista. Primeiro porque muitos dos melhores amigos que fiz eram *roomates* das mais variadas nacionalidades – espanhóis, belgas, alemães, australianos, sul-africanos, canadenses, portugueses, israelenses –, as pessoas com quem eu mais convivi e mais tempo passei. Depois, foi essencial para aprender regras básicas de convivência para as quais, por sempre morar com pais ou sozinho, nunca dei valor. Tive que dar conta de controlar meu comportamento pouco devoto à comunhão cotidiana e calar minhas imprecações antitudo, o que foi, no fim, um grande aprendizado. Não saberia dizer quantas horas passei naqueles sofás confortavelmente sujos conversando sobre nada e aprendendo sobre tudo, experimentando receitas de diferentes países, rindo e brigando com amigos e não tão amigos etc. É estranho pensar que, quando penso em Amsterdam, uma cidade tão linda e charmosa, é essa pequena cozinha – cinzenta, desorganizada e encardida, mas tão aconchegante –, um dos cenários que me vem primeiro à mente. Acho que é exatamente esse sentimento que os holandeses querem expressar quando usam essa palavrinha tão holandesa quanto intraduzível, o "gezelligheid". *Gezellig* é estar em uma atmosfera acolhedora entre amigos, é comer uma torta de maçã quentinha em uma tarde fria com uma boa companhia, ou simplesmente ficar assistindo Netflix a tarde inteira com uma pessoa querida. *Gezellig* era como nos sentíamos quando estávamos reunidos no *flat*.

Morar em outro país também te obriga a se adaptar rapidamente às questões pragmáticas de se ter outro estilo de vida. Especialmente nos primeiros meses de intercâmbio, eu controlava muito bem o dinheiro que gastava no melhor estilo *dutch* de ser. Amsterdam é uma cidade cara e pagar barato pelo aluguel custava, também, o preço de se morar longe do centro que é, para muitos efeitos, a melhor região da cidade. O que nos leva a outra rotina com a qual tivemos que nos acostumar – o uso de bicicletas. Pergunte a qualquer um que já morou por lá o que mais sente falta e não duvido que a resposta seja unânime: usar bicicletas como principal meio de transporte. Para chegar a lugares desde o mercado até às festas de final de semana ou para curtir uma tarde ensolarada no parque, elas são onipresentes. Comprar uma *bike* na Holanda é quase uma obrigação imposta pelo meio. Afinal de contas, é o país onde existem mais bicicletas que pessoas. Logo na primeira semana comprei a minha, em um dos muitos mercados de rua do centro, e não me arrependi.

Viver em outro lugar te faz repensar em como os serviços públicos podem ser incrivelmente mais inteligentes que aqueles com que estamos habituados. Usar a *bike* como meio de transporte ganha significados muito mais interessantes que a mera locomoção em cidades preparadas para elas. É como um estilo de vida. Mais saudável, mais fácil, mais barato. Com frequência, a minha *bike* era minha forma de deslocamento, meu *hobby*, minha forma de economizar, minha companheira de madrugada... Ao voltar ao Rio, tentei manter o hábito e usei bicicletas por algum tempo, mas infelizmente, como em muitas outras situações, depois de alguns meses cedi ao estilo de vida com o qual estava acostumado antes de viajar e troquei a bicicleta pelo carro para a maior parte dos meus deslocamentos.

Deixei o Rio com a mentalidade de que meu ano acadêmico seria tão diversificado quanto fosse possível escolher. Ele se dividiu, basicamente, entre o primeiro semestre, quando tive mais cursos e aulas teóricas, e os últimos 4 meses, que me serviram para fazer estágio e trabalhar. Nos seis primeiros meses, escolhi um *minor* (uma espécie de minigraduação) em saúde pública e me inscrevi em disciplinas de outras faculdades, como cinema e aula de remo. Achei a qualidade dos cursos muito boa, especialmente a forma como é organizado o aprendizado. Em quase todas as aulas teóricas que tive, o foco era aprender os temas em casa e debater em sala de aula com os outros alunos. A relação com os professores era diferente, eles estavam ali para guiar o debate e participavam dele assim como nós. Do ponto de vista acadêmico, eram mais próximos que os professores com os quais eu estava acostumado no Brasil, que normalmente davam uma "palestra" para toda a turma de uma forma menos participativa. Por outro lado, o nível de exigência era bem menor e as avaliações eram relativamente fáceis comparadas com as avaliações de graduação do Brasil. Nos últimos 4-5 meses, trabalhei como estagiário no Serviço de Hematologia do Centro de Câncer de Amsterdam, em uma empresa de *marketing* de Amsterdam e como voluntário em uma ONG de uma cidade próxima a Utrecht. No CCA (*Cancer Centrum Amsterdam*), desenvolvi com a minha orientadora um projeto de pesquisa clínica sobre escores diagnósticos e prognósticos em síndromes mielodisplásicas. Na época, eu pretendia me especializar em hemato e foi muito interessante desenvolver um projeto de pesquisa clínica desde o começo e vê-lo tomando forma até depois de alguns meses de ter voltado ao Brasil, quando conseguimos publicá-lo em uma importante revista da área. Durante o estágio consegui, também, um *part-time job* em uma empresa brasileira que fazia publicidade para universidades holandesas, onde trabalhei mediando o contato com estudantes brasileiros que pretendiam estudar em tais universidades. E, finalmente, trabalhei como tradutor voluntário em uma ONG especializada em suporte a deficientes físicos de países em desenvolvimento – a *Light for the World*.

Não quero sugerir que uma mudança de vida tão radical tenha-se resumido somente a flores, como pode parecer. Obviamente não foi dessa forma durante todo o tempo de intercâmbio. Estar longe de seu país de origem e inserido em uma cultura, em muitos sentidos oposta, significa lidar com contratempos diariamente. Nos últimos meses, era clara a sensação de não conseguir me conectar de maneira autêntica com as pessoas.

É que fazer amizades duradouras é difícil quando se é intercambista e sua vida naquele lugar tem prazo de validade. Depois, holandeses são pessoas adoráveis e gentis, mas difíceis de se aproximar. O mesmo acontece com muitas outras nacionalidades. Por exemplo, passei 4 meses trabalhando na mesma sala que minha orientadora do estágio e somente na última semana descobri que ela era casada e tinha filhos, porque conversas com assuntos pessoais eram raras. Não que isso tenha sido especialmente importante, mas me surpreendeu por ser o tipo de coisa que no Brasil você conversaria logo ao começar a trabalhar tão próximo de alguém. Não sou particularmente fã de generalizar, mas sempre achei que a intimidade com amigos holandeses chegava a certo limite até onde se podia progredir, e a partir daí não fluía mais como amizades com culturas mais próximas. Tinha horas que tudo o que eu queria era poder falar português claro e direto com alguém e ser compreendido, sem que os ruídos de comunicação atrapalhassem, como frequentemente acontece com quem não domina 100% de uma língua. Esse desconforto, somado ao fato de morar só, me fez sentir solidão em muitos momentos. Nessas horas, o livro em que eu vivia ficava, de repente, sem graça e a página, mal escrita; mas no fim preferi adotar a perspectiva otimista de achar que podemos usar as dificuldades para crescer, e eu acho que saber viver sozinho é uma lição que também temos que aprender.

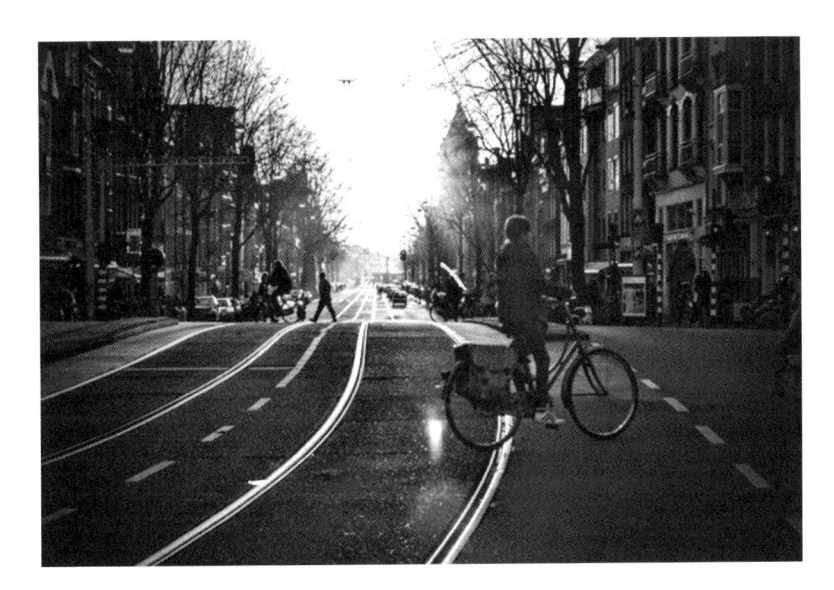

Experiência de Um Ano de Vida nos Estados Unidos

Daniel Gomes Henriques

No fim de 2013, quando era do terceiro período de medicina na UFRJ, quis ingressar em uma nova experiência e me candidatei ao programa Ciência sem Fronteiras. Sem dúvida esse ano me proporcionou muitas histórias, tanto pessoal quanto academicamente. Ir a um país completamente diferente para viver na cultura local já é algo incrível por si só, porém, ir a um país e viver como acadêmico, aprender seus temas e suas polêmicas com relação ao que você estuda é uma experiência única.

Em julho de 2014 embarquei para os Estados Unidos, país que nunca tive grande admiração por ser muito controverso, a meu ver. Não sabia, entretanto, que me proporcionaria tamanha experiência.

Estudei em Concordia University Wisconsin, na pequena cidade de Mequon, Wisconsin, há 20 minutos de Milwaukee (principal cidade do Wisconsin) e 1h30 min de Madison (capital de Wisconsin) e de Chicago, Illinois. Mequon possui pouco menos de 25.000 habitantes e está situada em um estado muito conservador americano, Wisconsin, com um número expressivo de fazendeiros republicanos e descendentes de alemães e irlandeses com cultura ainda bem típica. Além de estar em um estado conservador, estava em uma universidade luterana, onde muitas coisas eram proibidas e o jeito de lecionar biologia tinha que passar pelos fundamentos religiosos.

Ao começar meu período letivo, não possuía muita noção do que seria melhor estudar como disciplina, uma vez que nos Estados Unidos a medicina é semelhante a um curso de "pós-graduação". Todas as matérias que eu poderia cursar eram na área de biologia básica. Acabei escolhendo Bioética para completar o número de créditos que precisava, uma escolha que mudou minha visão sobre pessoas e saúde como um todo.

Ao ter o olhar americano sobre alguns temas polêmicos como o aborto, suicídio e eutanásia, doação de órgãos, sistema de saúde e eugenia, pude entender mais sobre divergências culturais que separam esses dois países e pude tirar alguns preconceitos existentes que serão fundamentais para minha formação acadêmica. Apesar de tantos outros temas, eu gostaria de dissertar um pouco sobre o aborto e o sistema de saúde nos Estados Unidos.

O aborto, como sabemos no Brasil, é proibido em quase todos os casos, porém legal se o bebê põe a vida da mãe em risco ou em casos de gravidez proveniente de estupro. E também, como sabemos, muitas mulheres morrem ao abortarem em clínicas clandestinas no Brasil. A minha opinião, ao ir para os Estados Unidos, era de que nenhum tipo de aborto devesse ser liberado, uma vez que o feto não tem culpa de estar no ventre de sua mãe, mas ao ver a lei americana e descobrir o que eles pensam, eu li mais sobre casos no Brasil de abortos e cheguei à minha opinião atual.

Nos Estados Unidos, todos os estados são obrigados por lei a permitir o aborto até 3 meses de gestação depois do caso Roe *vs* Wade, na Suprema Corte Norte-Americana. De 3 a 6 meses de gestação, fica a critério de cada estado legalizar ou não. O mais impressionante, porém, é a forma como tratam isso; é natural. Clínicas de aborto legais e com todas as condições sanitárias são construídas em frente a hospitais. Obviamente é um negócio lucrativo, porém não há problemas uma vez que há, culturalmente, um culto à liberdade.

Nem mesmo o professor que deu aula sobre aborto e era pastor da Igreja Luterana do Missouri disse que abortar era errado ou mostrou sua opinião de forma veemente, mostrou apenas o lado cristão e o lado do feto no assunto, mas, ainda assim, mostrou o lado feminista. Sendo assim, depois desse choque cultural, mudei minha opinião sobre o assunto. Para mim, apesar de continuar sendo contra o aborto e não apoiar ninguém para que execute um aborto, todo aborto, até um limite de tempo, deve ser legalizado, uma vez que não posso influenciar na liberdade da pessoa de fazer o que deseja sem que tenha que sofrer grandes consequências (como morrer em uma clínica clandestina ou ser presa).

De outra forma, o sistema de saúde americano e o pensamento americano com relação a isto me fez pensar que o SUS é um grande avanço da sociedade brasileira. Somente pouco antes de ir para os EUA soube que o sistema de saúde americano era todo privado; achei um absurdo, pois não é uma ideia que se passa na cabeça de um brasileiro normal ter que pagar mesmo que sofra um acidente na rua e venha uma ambulância buscar. Chegando lá, foi o que descobri ser ainda pior, que sofrendo um acidente, o preço da ambulância é muito caro! Existem pessoas que preferem simplesmente não se tratar por não terem seguro saúde e possuírem situação financeira instável.

Obviamente, a medicina privada dá uma cara mais bonita, técnica e tecnológica à medicina, mas quem poderá usar esses serviços? Descobri também que o mercado é inflacionado, com relatos de milhares de dólares pagos por procedimentos simples como engessar uma parte do corpo por fratura. Porém, o mais interessante que descobri é o fato de boa parte dos americanos conservadores concordarem com o sistema do jeito que está. Em uma sala de aula com cerca de 20 alunos, quando tivemos aula sobre o sistema de saúde americano, foi perguntado se saúde era um direito ou um privilégio, metade da turma respondeu privilégio.

Esta aula me abriu muito espaço para pensar sobre o quanto o nosso sistema de saúde tem problemas, mas tem princípios corretos, seguindo a Declaração de Direitos Humanos da ONU, garantindo igualdade a todos que são atendidos pelo SUS e garantindo o direito à vida. A saúde não é privilégio de quem é mais abastado, a saúde deve ser universal. Ninguém deve viver com medo de ficar doente e não ter como se tratar. Certamente existem programas sociais nos EUA que garantem à parte da população menos favorecida o atendimento, mas ter isso como "migalha" e não como direito é um tanto revoltante. Mais ainda, é a população entender como normal e natural que quem merece mais saúde é quem ganha mais dinheiro.

No fim das contas, minha experiência cultural foi gigantesca. Sentirei saudades do meu período, ganhei consciência de muita coisa errada no meu país, mas, mais importante, ganhei vontade de trazer meus ensinamentos para melhorar o país, seja na minha área, seja em outras áreas de atuação. Os valores ético e moral que aprendi foram importantes e estarão sempre na minha vida como profissional da área de saúde.

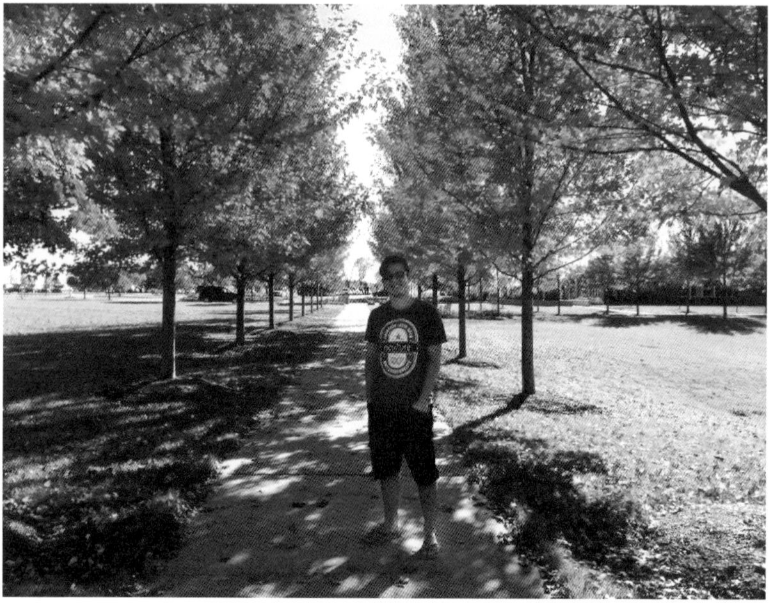

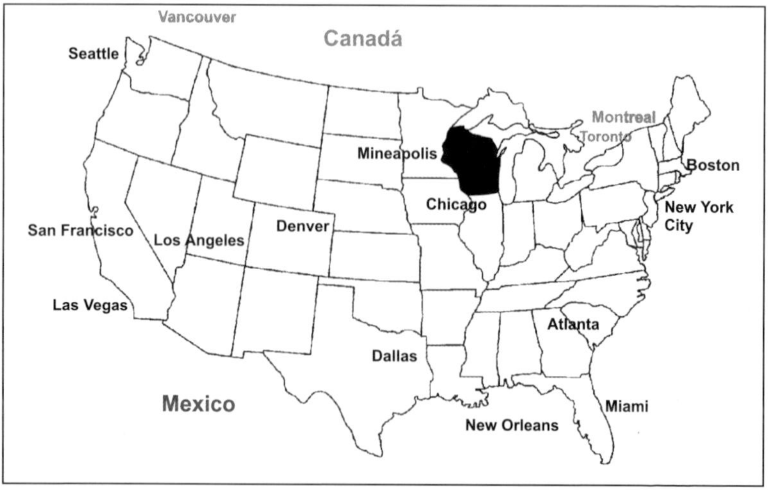
Vancouver
Canadá
Seattle
Montreal
Toronto
Mineapolis
Boston
Chicago
New York City
San Francisco
Los Angeles
Denver
Las Vegas
Atlanta
Dallas
Mexico
Miami
New Orleans

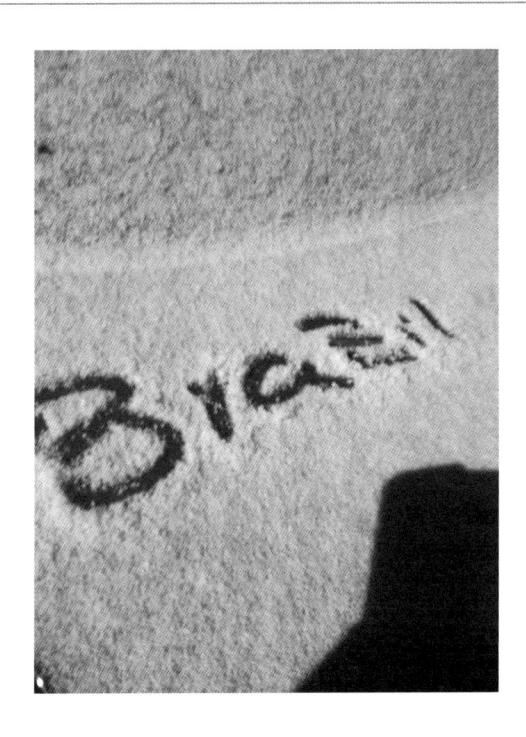

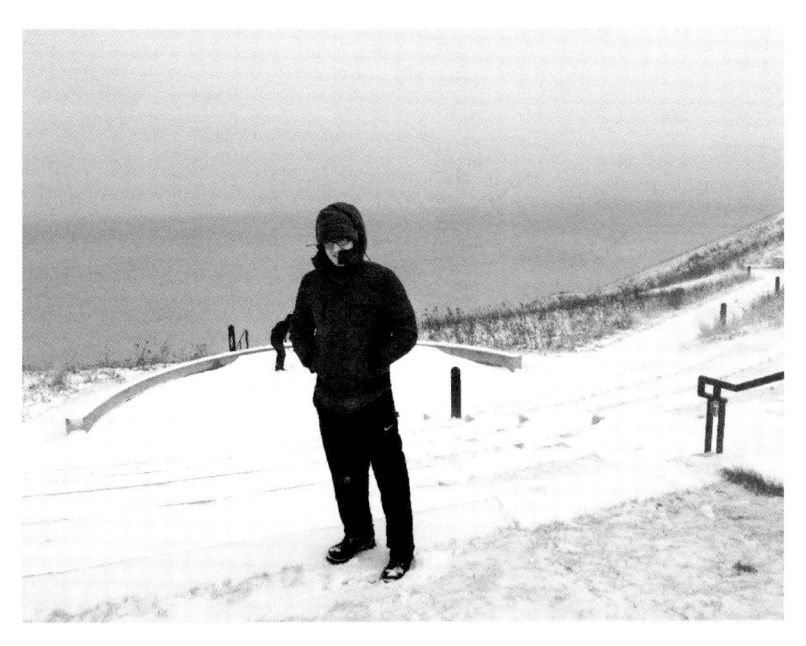

"Tea, Please"

Leonardo Outes Amigo

Admito que quando entrei no Boeing rumo a Londres não sabia exatamente o que esperar daquele momento em diante. Já na reta final do ciclo clínico da faculdade de medicina, e levando em consideração a impossibilidade de ingressar em um curso propriamente médico no Reino Unido, ao inscrever-me no programa optei pelo curso de biologia forense da *University of Westminster*, London. O que para a maioria dos meus amigos e familiares parecia ser uma decisão descabida, para mim era uma escolha um tanto óbvia: entre me matricular em um curso correlato – como biomedicina – para cursar novamente cadeiras já previamente finalizadas por mim no ciclo básico, ou iniciar o curso de ciências forenses e cursar matérias diferentes, apostei minhas fichas no acúmulo de conhecimentos novos em detrimento da repetição daqueles já sedimentados, até porque, honestamente, medicina nunca foi meu único tema de interesse.

Essa foi uma das grandes razões pelas quais, quando eu me propunha a imaginar o que estaria por vir nos 12 meses que se sucederiam a partir daquele dia 12 de setembro, quando, por fim, adentrei a área de bordo do Aeroporto Internacional do Galeão, um gigantesco ponto de interrogação era tudo o que se materializava em minha mente. E não, não havia qualquer traço de medo ou incerteza dentre tudo aquilo que estava sentindo. Ironicamente, eu não fazia ideia de onde estava me metendo, mas nunca estive tão certo de algo (tão incerto) nem tão animado por isso.

Pouco antes de embarcar, descobri que apenas os departamentos de ciências da vida e arquitetura da minha universidade inglesa aceitavam alunos do programa, que nesse edital totalizaram pouco mais de 30, sendo 10 deles da arquitetura. Já na primeira semana eu e os demais alunos do departamento de ciências da vida nos reunimos com o responsável pelo programa Ciência sem Fronteiras na universidade e que, por coincidência, era coordenador do curso de biologia forense e que viria a ser meu orientador no *Summer Project* 9 meses mais tarde.

Para a minha surpresa descobri, na ocasião dessa reunião, que havia apenas eu e outros dois alunos inscritos no curso de forense, sendo eles graduandos de ciências biológicas no Brasil. Os demais haviam escolhido outros cursos como farmacologia ou biomedicina e, portanto, integrariam módulos diferentes dos meus. Fiquei também a par da informação de que todos os cursos de graduação do Reino Unido duram apenas 3 anos e que o meu não era exceção. No meu caso em particular, os dois primeiros anos da graduação eram compostos por cadeiras similares àquelas que cursara durante meu ciclo básico da faculdade de medicina, razão pela qual fui designado ao terceiro e último ano do bacharelado, composto, exclusivamente, por módulos específicos da área de ciências forenses.

Com o decorrer das primeiras semanas, três pontos específicos me deixaram fascinado por meu curso.

O primeiro deles foi que, pelo fato de que eu era basicamente o único intercambista brasileiro inscrito em todos os módulos-chave do curso de ciências forenses – os outros dois alunos matriculados acabaram por substituir grande parte dos módulos por cadeiras de outras graduações-biologia-correlatas –, minha convivência e interação com os alunos estrangeiros acabou sendo mandatória. Sendo, na maior parte das vezes, o único brasileiro da turma, por contextos de trabalhos em dupla ou grupo e até mesmo de interação intraclasse, acabei por me aproximar e criar grandes laços de amizade com alunos estrangeiros, o que possibilitou uma evolução notável em termos de desenvoltura da língua inglesa, um dos meus grandes objetivos pessoais com o programa.

O segundo aspecto, sendo esse o que mais me fascinou, foi a estrutura do curso de biologia forense em si. No Brasil, a figura do cientista forense não é muito bem delineada, nem mesmo propriamente regulamentada enquanto profissão. Não existe um curso de graduação voltado, especificamente, para essa área, de maneira que quem exerce esse tipo de cargo são profissionais graduados em cursos da área da saúde, como farmácia ou biomedicina, que prestaram concurso público para a área, sem, no entanto, terem tido um preparo específico durante seu processo de formação. No Reino Unido, porém, a realidade é outra. Existe todo um preparo e um estudo em torno disso, a começar pela própria existência de um curso específico de graduação em ciências forenses, que era exatamente onde eu me situava. Nesse curso, o que mais me chamou atenção foi o fato de que os módulos são todos segmentados, mas ao mesmo tempo interligados e seguindo um fluxograma próprio de atuação profissional do cientista forense. Em outras palavras, os módulos cobriam desde investigação e coleta de material, nos módulos de Técnicas Forenses e Investigação de Cena de Crime passando por como proceder a análise das amostras em si, nos módulos de Toxicologia e Antropologia Forense, e de Análise de DNA; e chegando ao estudo das implicações jurídicas do papel do cientista forense e do próprio direito criminal em si, no módulo de Sistema de Justiça Criminal Britânico – módulo esse que, inclusive, possuía aulas práticas dentro das próprias cortes de justiça do parlamento britânico, onde eu e os demais graduandos tivemos a oportunidade de acompanhar, ao vivo, audiências e julgamentos e, posteriormente, discutir casos reais em classe. Dentro dessa mesma lógica, havia, inclusive, o módulo de Psicologia Forense, cuja ementa cobria basicamente o estudo da psicologia e dos distúrbios psicológicos aplicados ao crime. Tal módulo, no entanto, por uma questão meramente burocrática, não me foi disponibilizado, o que, enquanto amante dos estudos da mente, admito ter sido minha grande pequena frustração de intercâmbio.

O terceiro motivo de fascínio foi uma particularidade da graduação de ciências forenses que notei não haver em nenhum outro dos demais cursos, consistindo no nítido apelo à questão da desenvoltura oral e simulação prática em si. Partindo do suposto previamente nos explicado pelos líderes dos módulos forenses, o cientista forense no Reino Unido, atualmente, tem como campo de atuação não apenas o laboratório de análises forenses, mas também integra as próprias investigações policiais, a abordagem à cena de crime, bem como atua no próprio tribunal de justiça. Sendo assim, com base nesse princípio, pelo menos metade das avaliações de cada um dos módulos específicos consistia em provas orais com banca de examinadores, apresentações de seminários ou apresentações em vídeo, simulados práticos de investigação de cena de crime ou simulados de testemunho científico em cortes de tribunais, em vez de apenas relatórios de atividades de análise em laboratório. Ao mesmo tempo, outro ponto marcante nesse sentido foi o intenso estímulo às atividades em dupla ou grupo, pois, como verbalizado diversas vezes ao longo dos módulos, "um cientista forense nunca trabalha sozinho". Foi bastante evidente a intenção do formato dos módulos em integrar princípios do próprio modelo da prática profissional no sistema de aprendizado e de avaliação durante a graduação.

Uma diferença marcante que pude perceber entre os modelos dos sistemas de ensino superior brasileiro e o britânico foi pertinente à carga horária. Enquanto na UFRJ tenho quase sempre 8 horas diárias de aula durante os 5 dias úteis da semana, com professores ministrando aulas no intuito de cobrir o máximo de detalhes possíveis pertinentes à matéria, na *University of Westminster* – e conforme, mais tarde, descobri ser uma tendência geral do sistema superior britânico – minha carga horária intraclasse se resumia a meras 12 horas de aulas por semana. Os britânicos valorizam ao extremo o mérito próprio da busca pelo conhecimento e o estudo individual em casa, de maneira que a função do professor em classe consistia, basicamente, em introduzir e apresentar uma visão geral sobre o assunto em questão, desenvolvê-lo sem se ater muito em expor todos os detalhes pertinentes ao tema de estudo, uma vez que era esperado do aluno buscar isso por conta própria. Nesse sentido, o que não faltava era fonte de estudo: as bibliotecas física e virtual da universidade contavam com uma estrutura impecável e um acervo literário de dimensões impressionantes.

Ao mesmo tempo, como pude perceber mais tarde, essa política de valorização extrema do estudo individual se refletia, invariavelmente, no quesito avaliações na universidade. Cada módulo era avaliado parcialmente por uma única prova, e todas as provas eram realizadas durante 3 semanas do final do mês de abril até meados do mês de maio, inclusive os exames dos módulos do primeiro semestre – que durava de setembro a dezembro. As provas duravam 90 minutos cada, eram dissertativas e as respostas deveriam seguir o modelo de *essays*: eram apresentadas, geralmente, três ou quatro questões abrangentes pertinentes à matéria que deveriam ser respondidas como redações. Quanto maior a quantidade de páginas de resposta, informações e mínimos detalhes que pudessem ser providos pelo aluno, maior era a chance de o mesmo atingir uma pontuação alta. Em outras palavras, quanto maior a quantidade de informações – corretas – que ficasse evidente aos olhos dos avaliadores que tenham sido adquiridas por meio de estudo individual e a cargo e interesse do próprio aluno, maiores as chances de obter pontuação superior a 7 (equivalente a 10 na escala mais comumente utilizada no Brasil compreendida de 0 a

10). Nesse sentido, ao final de cada avaliação não eram incomuns cadernos de respostas com, eventualmente, até mais de 15 páginas de respostas preenchidas para as três ou quatro perguntas propostas.

Finalizados os dois semestres letivos e as respectivas provas anuais, realizei o *Summer Project*, projeto que se estendeu durante os 3 meses do verão e que consistiu na pesquisa e redação de um artigo de revisão literária. De maneira geral, o modelo do projeto era articulado em grupo, eu e outros quatro intercambistas, sob a supervisão de nosso orientador, com o qual realizávamos reuniões frequentes para discussão do andamento da pesquisa e formulação do artigo em si. Apesar de o meu tema de estudo ao longo do ano ter sido biologia forense, o tema do projeto foi endocrinologia reprodutiva, mais precisamente infertilidade masculina. Confesso, no entanto, que fiquei um pouco decepcionado com o projeto em si, principalmente porque esperava uma atividade mais prática do que puramente teórica.

Vale ressaltar, no entanto, que o intercâmbio não foi apenas acadêmico. Hoje em dia percebo que para mim não poderia ter havido escolha melhor de cidade do que Londres. Justamente por ser uma metrópole extremamente cosmopolita, acabei por conhecer e fazer grandes amizades com pessoas de todo o mundo, não só ingleses. Aliás, para minha própria surpresa, muitas vezes tive a impressão de que londrinos, na verdade, são minoria populacional na capital inglesa. Romenos, escoceses, australianos, espanhóis, irlandeses, americanos, norueguêses, a quantidade de estrangeiros que integraram meu intercâmbio cultural foi imensurável. Hoje carrego comigo um pequeno pedaço de cada um deles, e de todo tipo de conhecimento que adquiri com os mesmos, desde política australiana, passando por festividades e história celtas, receitas e técnicas de culinária britânica, chegando até ao idioma romeno, ao qual fui iniciado por um grande amigo nativo.

Notavelmente, o que mais me impressionou em Londres foi a ausência de senso de julgamento das pessoas entre si. A tolerância e a pacificidade pairam de maneira quase palpável no convívio diário na cidade. Em todo lugar, por onde quer que você passe, há pessoas de todos os lugares do mundo, utilizando os mais diferentes tipos de vestimentas, das mais variadas origens, religiões, cores, sotaques, idiomas, costumes, sexualidades, histórias, todos eles em uma sintonia impressionantemente harmônica. Ninguém julga a maneira como você se veste, seu sotaque, com quem você se relaciona ou qual Deus você adora. O que eles mais prezam é o respeito e a educação no convívio enquanto sociedade.

Outro aspecto que me chamou bastante atenção foi que a maior parte dos britânicos começa a trabalhar muito cedo e não existe, de maneira alguma, no imaginário britânico, o conceito pejorativo de "subemprego". Enquanto no Brasil cargos como, por exemplo, auxiliar de caixa de supermercado, recepcionista de hotel, garçom ou atendente de uma companhia de *fast-food* são desrespeitados e carregam consigo uma fama de conotação altamente pejorativa, quase que sinônimo de fracasso, na Inglaterra, de maneira geral, essas funções são extremamente respeitadas, e as pessoas têm para si que, sem esses cargos-base, não seria possível haver qualquer atividade comercial e a existência de um maquinário econômico em si seria inviável. Inclusive, na seleção dos candidatos a emprego, as grandes empresas costumam valorizar bastante indivíduos que tenham integrado parte desses cargos-base em algum momento da vida.

Sempre fui mente aberta e sabia que, por uma questão de diferença cultural, muitas coisas seriam diferentes. No entanto, só a partir do momento que passei a vivenciar essas diferenças culturais no dia a dia que me dei conta de que nada do que eu tivera imaginado antes de entrar naquele avião poderia ter minimanente me preparado para o que veio nos 12 meses seguintes à aterrisagem em solo britânico. E foi justamente isso que tornou tudo mais interessante. Quando fui colocado naquele contexto em que as pessoas pensavam diferente de mim sobre quase tudo, quando a visão das mesmas sobre política, emprego, dinheiro, meios de locomoção, música, viagens, clima, maneira de se relacionar com amigos, relacionamentos amorosos, e até mesmo a maneira de lavar a louça eram diferentes da maneira como eu costumava agir ou pensar, as epifanias foram tantas que acabei por perder a conta da quantidade de vezes que me flagrei refletindo "Isso é tão diferente, mas faz tanto sentido, como nunca parei pra pensar nisso antes?"

No decorrer de um ano, minha visão de mundo foi constantemente virada ao avesso, ampliada, mudou como jamais imaginaria. E também bém além mesmo do que pairava no meu imaginário, ainda hoje, já de volta ao Brasil, é com assustadora clareza que percebo a inesperada bilateralidade desse acordo implícito. Afinal, não foi só o mundo que mudou para mim, eu também mudei para ele.

"Tea, Please"

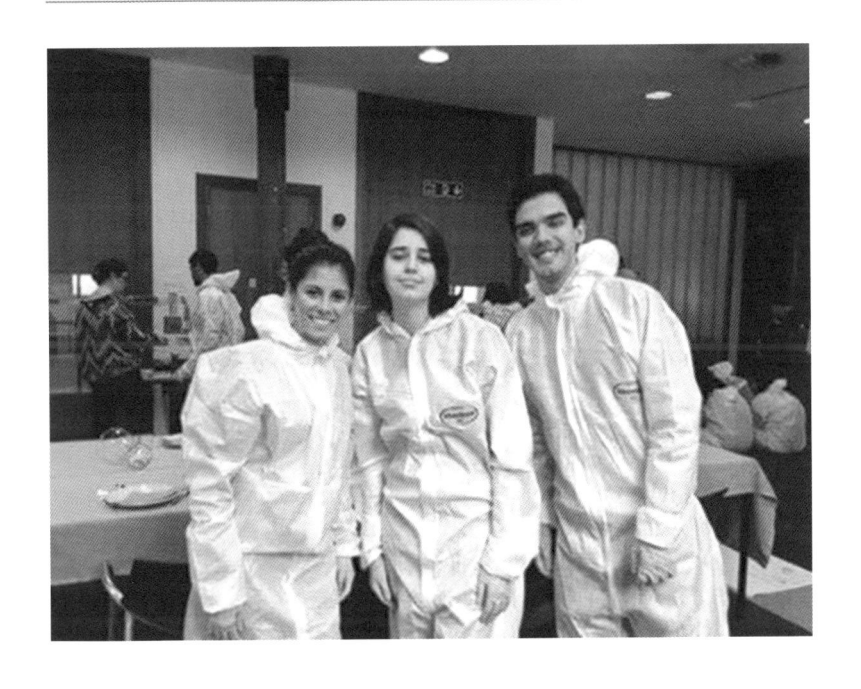

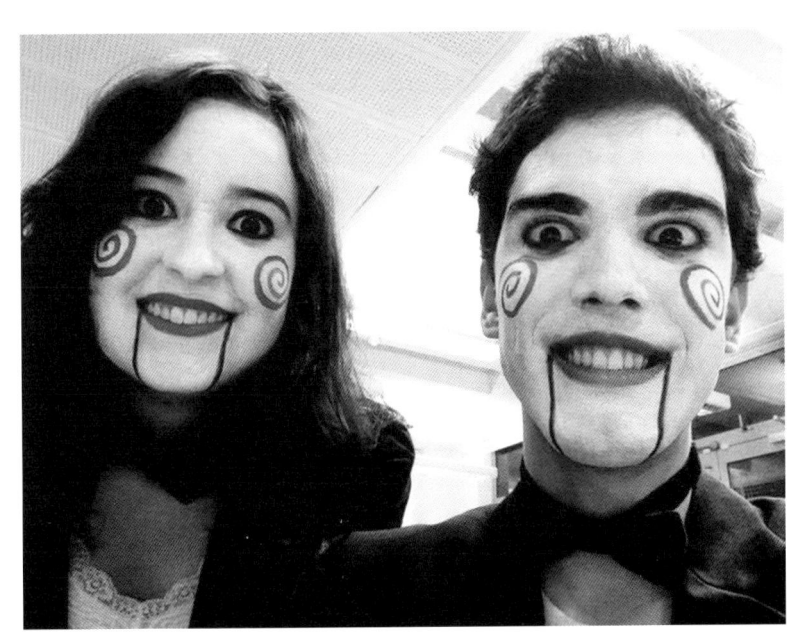

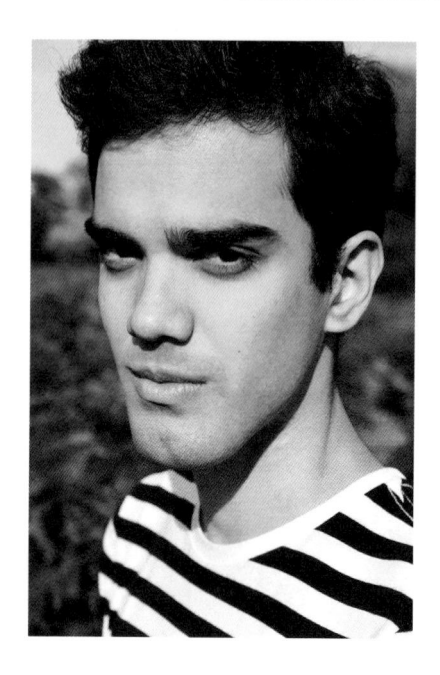

O Melhor Ano "Perdido" da Vida

Luisa Moraes Teixeira

Sempre me interessou a ideia de sair pelo mundo, conhecer novas culturas, descobrir novos lugares e paisagens. Sempre gostei da ideia de saber falar outro idioma, de conversar com pessoas de culturas completamente diferentes da minha. Sempre foi um sonho de criança fazer intercâmbio. Entretanto, o momento certo para realizá-lo nunca tinha chegado, nunca tive uma oportunidade. Até que surgiu o Ciência sem Fronteiras. Realmente foi uma oportunidade única: poder realizar meu sonho de criança, poder estudar e enriquecer meu currículo e sem gerar despesas para minha família.

Em nenhum momento tive dúvidas entre ir ou não, mas, de fato, não foi uma decisão fácil. Deixar a família, o namorado, a faculdade e encarar a pressão de "perder" um ano do tão longo curso de medicina não foi tão simples assim. No fundo, sabia que era um passo importante não só para mim, mas também para minha família e namorado. Seria um enriquecimento para todos e um ganho de muitos anos para minha carreira médica. E de fato foi.

Não foi fácil convencer meus pais de que isso seria uma boa ideia. Lembro-me de que contei ao meu pai sobre a ideia do intercâmbio (depois de preparar toda a minha argumentação, claro) quando estávamos indo de carro para minha cidade natal, de Campos para Bom Jesus. Não foi nem um pouco fácil começar o assunto, mas fui falando e tudo ele argumentava "Mas minha filha... não tenho como pagar... e a faculdade... e isso e aquilo..." Mas para tudo eu tinha um argumento na ponta da língua! Até que no final ele disse "Eu sei minha filha... mas a verdade é que vamos sentir muitas saudades". Aí eu tive que me segurar. Claro que atualmente temos inúmeras ferramentas tecnológicas, mas a saudade... Isso eu sabia que seria inevitável. Foi preciso ser firme e persistir.

Mas valeu a pena! Sem dúvidas! É difícil descrever o quão enriquecedor é uma experiência de intercâmbio. Além de descobrir coisas novas em relação ao mundo, percebi que foi um período de muito descobrimento e formação pessoal, de reafirmação das minhas escolhas. Acho que foi um passo importante para a formação da personalidade, dos meus princípios. Você sozinha, sem ninguém para te julgar, passa a reparar que o que você faz, as suas atitudes e escolhas realmente fazem sentido para você. Em alguns momentos senti um vazio muito, muito grande, mas foram exatamente nesses momentos que eu me "encontrei", descobri coisas muito profundas dentro de mim, reafirmei as minhas escolhas e recomecei... Aos poucos isso me fez crescer e me tornar mais "forte". A certo ponto sentia que estava preparada para enfrentar muitas adversidades da vida, sentia que minha capacidade de me adaptar às situações diversas aumentava. Esses momentos representaram uma das maiores experiências do intercâmbio para mim.

Tive a grande sorte de passar um ano em Londres, uma cidade que eu diria que é um verdadeiro mosaico, com cada pedacinho oriundo de um canto do mundo, com suas características peculiares e que, somados, formam um lindo e rico cenário. Pude conhecer um pouco de cada continente morando em Londres! Londres parece ser uma cidade onde o mundo inteiro se encontra, onde muitos passam. Aliás, conversando com uma amiga londrina eu entendi o porquê da fama dos britânicos e, em especial, de os londrinos serem um povo mais fechado. Há quem diga que é pelo frio... mas não. Segundo ela, é uma forma de eles se protegerem, porque como muitas pessoas passam por lá, eles estão constantemente se despedindo de amigos que dificilmente verão novamente, pois estarão em outro canto no mundo. Amigos vão embora a cada verão e eles continuam lá. No ano seguinte, fazem novas amizades que depois se vão de novo... Enfim, para eles é uma situação difícil também e, por isso, instintivamente, se fecham entre eles.

Além da riqueza multicultural de Londres, por dividir um *flat* com pessoas de diversas regiões do Brasil, do Tocantins ao Rio Grande do Sul (passando por Alagoas, Bahia, Espírito Santo, Minas Gerais, Rio, São Paulo, Mato Grosso do Sul, Santa Catarina e Rio Grande do Sul), também pude descobrir o quão rica e diversa é a cultura brasileira! Em nossas longas conversas na nossa cozinha, percebíamos quantas coisas precisavam ser melhores no Brasil, mas também o quanto temos de maravilhoso aqui.

Em cada folguinha que tinha, aproveitava para viajar um pouco. Isso é maravilhoso na Europa, porque viajar é "muuito" barato (comprei várias passagens por 15-17 libras) e em uma hora de voo você chega a um país completamente diferente, com língua, cultura, comidas e paisagens completamente diferentes. Assim, pude conhecer do frio dos Alpes ao calor das praias croatas, do charme parisiense à magnitude do deserto do Saara. Foi maravilhoso conhecer tantos lugares interessantes em apenas um ano. Viajar se tornou o meu maior *hobby*.

Mas nem só de viagens foi o meu ano; também tive que fazer intermináveis *essays*, que eram as principais formas de avaliação da faculdade. Isso foi uma "coisa" que tive que me adaptar. No Brasil, estamos acostumados a fazer provas sempre. Lá, tínhamos que fazer praticamente um grande trabalho (uma *essay* com "x" mil palavras) sobre um assunto específico discutido ao longo do semestre. Já imaginou como era o final do período, né? Noites e noites na frente do computador escrevendo. Ao menos a biblioteca da universidade ficava ao lado do meu *flat* e funcionava 24 horas por dia. Tenho saudades dessa biblioteca! As coisas que eu mais gostava na minha universidade eram o *campus* (lindo, cheio de bosques e lagos, com construções clássicas), o incentivo que se dava aos esportes (tinha aulas de tudo o que se pode imaginar... de zumba e peteca à *squash*, boxe) e a biblioteca. A biblioteca era tão maravilhosa que eu tinha prazer de ir pra lá estudar! Nem preciso dizer o quanto precisamos melhorar isso no Brasil, na UFRJ mais precisamente. Os esportes também proporcionavam uma integração muito grande entre pessoas de diversos cursos. Eu achava isso muito legal! Imagine só se houvesse uma integração entre os alunos dos diversos cursos que diariamente frequentam a cidade universitária da UFRJ? Como poderíamos trocar conhecimentos, ideias e crescer!!! Infelizmente, ao contrário disso, cada um fica no seu mundinho...

Para fechar, gostaria de destacar uma das experiências mais maravilhosas que tive durante o intercâmbio. Tive a oportunidade de trabalhar com os "Médicos do Mundo" (*Doctors of the World*), uma organização humanitária que presta atendimento médico e social a imigrantes ilegais e refugiados. Lá prestávamos atendimento a pessoas de diferentes países, culturas e línguas que sofriam as mais diversas situações de vulnerabilidade, como refugiados de áreas de conflitos políticos e religiosos, pessoas que foram traficadas para exploração sexual e trabalho escravo, dentre outros. A minha função era fazer o primeiro atendimento, acolhendo-os, ouvindo suas histórias e entendendo quais eram as suas necessidades e encaminhá-los de acordo com cada necessidade. Na maioria das vezes, eu diria que praticamente sempre, não precisavam apenas de atendimento médico. Na clínica fazíamos um atendimento médico de emergência e, quando era preciso, os encaminhávamos para que um GP (médico de família) os acompanhasse. Uma das minhas funções era, também, ligar para as clínicas da família para convencer um GP a aceitá-los, mesmo que eles não tivessem documentos suficientes para se cadastrarem no NHS (Sistema público de saúde do Reino Unido). Nessa função, o famoso jeitinho brasileiro me ajudava muito! Também os encaminhava para organizações (ONGs) que cuidavam de grupos vulneráveis específicos. Por exemplo, ONGs que cuidavam de pessoas que sofreram violência sexual ou tráfico humano ou tortura política, ou ONGs que prestavam advocacia para que recebessem asilo político etc. Percebi que até para ajudar pessoas existe uma grande organização no Reino Unido. Em geral, as pessoas não costumam dar dinheiro para pessoas na rua. Ao contrário, financiam ONGs, doam seu tempo para um trabalho voluntário... achei isso muito interessante e eficaz!

    A cada dia que eu voltava para casa do trabalho me sentia muito grata por essa incrível oportunidade! Certamente foi uma das experiências mais incríveis da minha vida! Foi muito enriquecedor entrar em contato com pessoas de tantas e diferentes realidades e poder ajudá-los de alguma forma, pelo menos ouvindo as suas histórias impressionantemente dramáticas. Eu sempre voltava para casa me sentindo realizada e feliz, mesmo se o dia tivesse sido um dia de trabalho ininterrupto. Lidar com tantas realidades que, infelizmente, ainda acontecem atualmente na vida real e não somente em filmes foi, sem dúvida alguma, muito enriquecedor. Eu nunca vou esquecer essa experiência! Algumas histórias me marcaram muito... Contarei algumas delas.

    Uma que me marcou muito foi a de um rapaz nigeriano de 20 anos. Ele gostava muito de estudar e se destacava em sua escola. Era órfão e morava com a tia e seu marido. Esse tio ofereceu a ele proposta de ir "estudar" em Londres. Ele, todo empolgado, aceitou prontamente. Ao chegar ao aeroporto em Londres, entretanto, percebeu que tudo não passava de um golpe e que, na verdade, ele havia sido vendido como escravo pelo seu tio. Teve seu passaporte confiscado pelos traficantes, que disseram que ele deveria trabalhar para pagar uma monstruosa dívida da viagem. Ele foi, então, trabalhar em uma luxuosa rede de hotel no centro de Londres. Acreditem, histórias assim acontecem diariamente em pleno século 21 e ao nosso lado! Nunca imaginaria que naqueles hotéis chiquérrimos haveria essas gotas de sangue. Ele havia conseguido fugir, depois de trabalhar mais de 2 anos para os traficantes. Foi, então, nos procurar para obter ajuda sobre como recomeçar a vida, conseguir um visto para permanecer legal e ter apoio psicológico.

Outra história que me marcou muito (aconteceu no meu primeiro dia de trabalho) foi a de um afegão que havia sido jurado de morte pelo Talibã e fugiu andando (sim, andando) até a Bélgica, cruzando cerca de 12 fronteiras (e pagando mil dólares para os coiotes para cada fronteira cruzada). Chegando em Bruxelas, mostrou um vídeo que tinha com seus familiares sendo degolados pelo Talibã e sua ameaça de morte e pediu asilo político para o governo belga. Entretanto, seu pedido foi negado e, então, ele foi enviado novamente para o Afeganistão. Chegando lá percebeu que seria impossível continuar vivo e que se continuasse ali colocaria em risco a vida dos filhos que ainda estavam seguros com a esposa. Era preciso deixar tudo, família, casa, amigos e trabalho. Deixar tudo para sempre! Partiu, então, andando, com o restante do dinheiro que tinha, até Londres. Dessa vez cruzou 20 fronteiras e estava lá, diante de mim.

Outra história de uma mulher africana (não me recordo o seu país de origem), que era de uma família mulçumana e que se converteu ao cristianismo. Ela foi condenada à morte pelos próprios familiares e foi estuprada pelo tio na frente de seus sobrinhos... Agora que era cristã, era considerada um "nada" pela própria família.

Eu poderia contar infinitas histórias... De forma geral, toda essa experiência me fez perceber o quanto é sério e real o problema da intolerância política, religiosa, sexual, e como nós, jovens brasileiros, não temos noção do que é viver sem poder se expressar, sem poder fazer as próprias escolhas. Apesar de toda a violência no Rio de Janeiro, não temos a ideia do que é viver em meio a bombardeios, vendo casas, escolas sendo destruídas, sonhos sendo perdidos, como acontece diariamente em áreas de conflito no Oriente Médio, na Síria; como, em pleno ano 2000, muitos ainda perdem a sua liberdade sendo escravizados. Ao contrário do que muitos pensam, do que a mídia europeia divulga, a maioria dos refugiados não procura a Europa para se aproveitar da riqueza do país; eles buscam algo muito além de um trabalho, eles buscam sobrevivência.

Enfim, foi um ano muito rico, de muito crescimento pessoal e profissional, de muitas viagens, de muitos amigos. E ainda há quem diga que eu "perdi" 1 ano da faculdade...

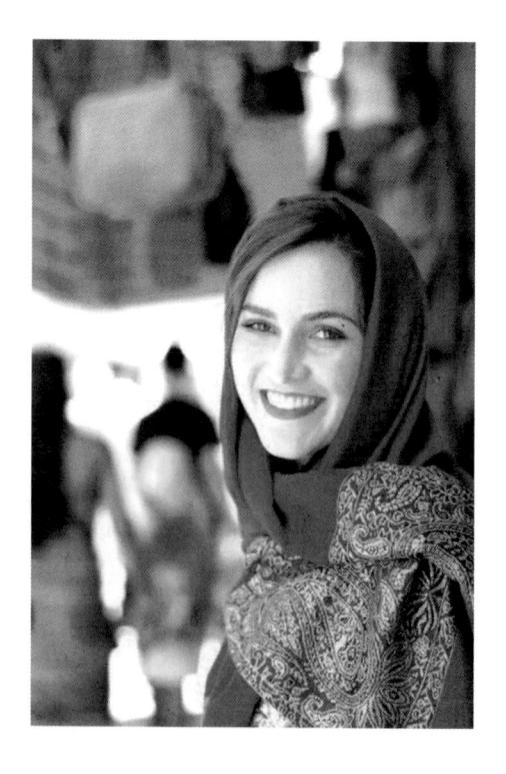

O Melhor Ano "Perdido" da Vida

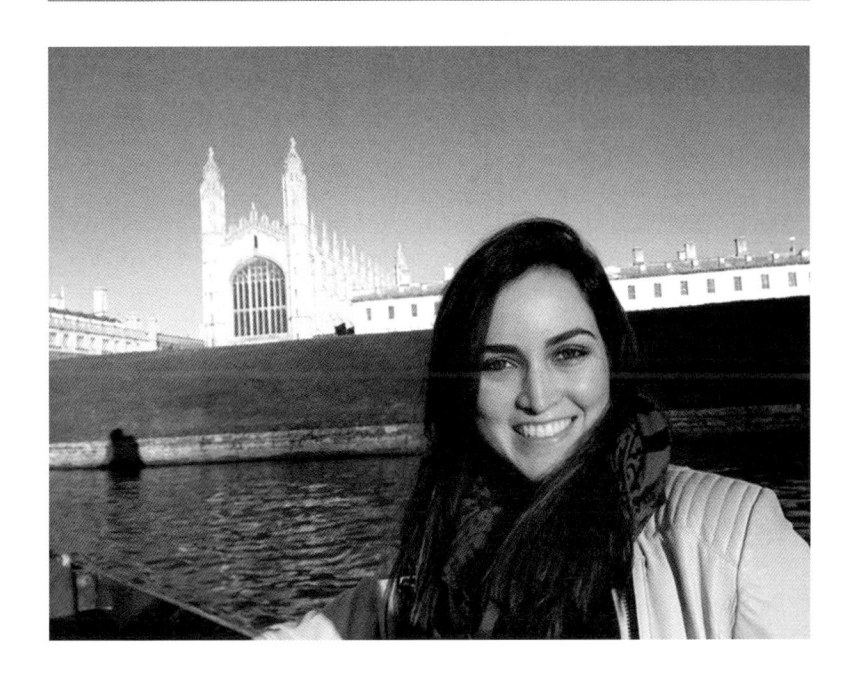

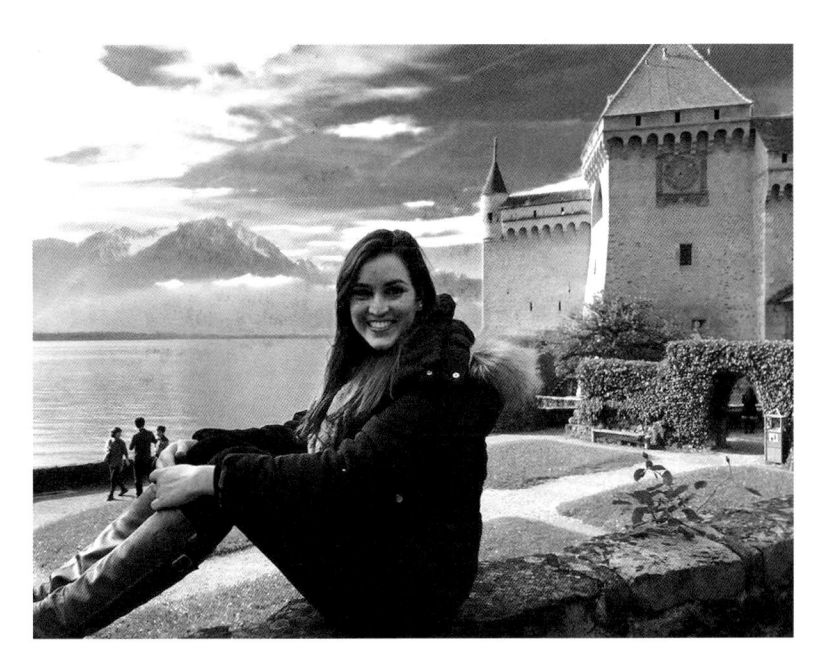

Viagem ao Centro de Mim

Luiza Gondim Toledo

Eu sabia que precisava mudar. Precisava usar o último gás de energia para retirar o corpo cansado da rotina. A certeza da Medicina convivia, estranhamente, com uma inércia pesada, que parecia imobilizar minhas mãos e pernas e, assim, eu não progredia nem caminhava. Não produzia e nem curtia mais os dias repetitivos, que se arrastavam em horas infinitas de desânimo.

Pois bem: fui agir em prol da mudança. *E-mail*, papel, assinatura, prova de inglês, notas da faculdade, mais *e-mails*, mais papel, procura alguém pra assinar, visto, exame, consulta a lista dos alunos classificados e pronto: consegui. Entrei no avião e, quando saí, pisei na Austrália, e seria lá que eu viveria pelo próximo ano. Ainda que a decisão tivesse sido feita um tanto às pressas, eu carregava uma pequena bagagem de planos e expectativas. Meu intercâmbio tinha sim um rascunho, daqueles que, mesmo quando a gente não sabe se está fazendo a coisa certa, já vai desenhando um miniprojeto por via das dúvidas. Mal dos ansiosos, talvez, essa coisa de querer pensar à frente e ter a sensação de que detém o controle das mínimas coisas pelo menos.

A partir daí, a coisa mais importante que me aconteceu foi que tudo (tudinho) correu diferente do esperado. Ninguém cresce sem ser desafiado, eu sei. Por isso mesmo que o meu plano de encontrar uma zona de conforto em outro continente foi por água abaixo e sou muito grata a isso. Três claras fases foram o palco onde a história do meu intercâmbio se deu.

Comecei procurando moradia. Mas não queria moradia brasileira, com língua portuguesa e feijoada no almoço. Eu queria era gente de lá, a língua de lá e a cultura de lá. Se é pra mergulhar nisso aqui, vamos mergulhar direito. Entretanto, não é fácil encontrar um canto pra chamar de casa logo na primeira tentativa. Rodei e rodei atrás disso e prometi que não mediria esforços para encontrar não uma casa, pois isso era fácil, mas um lar.

No meio dessa busca, a faculdade se iniciava. Animada com aquele lugar lindo, munido de uma infraestrutura que eu nunca tinha visto antes, comecei a correr atrás das oportunidades acadêmicas e, então, tive outra surpresa: não seria possível fazer matérias clínicas no Hospital Universitário. As regras eram essas, e os alunos de medicina deveriam escolher matérias básicas ou, então, envolver-se com pesquisa e outras opções da Faculdade de Ciências da Saúde. Pois bem, deixar um bom histórico escolar sempre esteve nos meus planos e, dessa forma, decidi mergulhar de cabeça em tudo o que fosse diferente da minha vida acadêmica no Brasil, passeando pela medicina esportiva, psicologia, saúde mental na comunidade aborígine e o que mais despertasse interesse. A liberdade faz isso com a gente: levanta a nossa cabeça para olharmos as oportunidades ao redor, em vez de focar no que não está ao nosso alcance.

E assim fui levando. Um início um tanto estranho, com a cabeça cansada de uma vida em inglês e a busca por uma base naquele mar desconhecido. Pra quem nunca havia deixado a casa dos pais, aprender a remar em outra cultura não foi fácil. Houve dias difíceis, nos quais estar sozinha não era tão bom quanto imaginei. Dias em que esqueci o motivo de ter largado tudo que eu conhecia para me doar a essa experiência. Dias em que eu queria falar português em alto e bom tom. Houve dias em que Sydney parecia um filme no qual eu não atuava, mas assistia quietinha, torcendo por um final feliz. Então, eu ia caminhando com essas dores mesmo. Na verdade, desde o início aprendi a caminhar com dor: primeiro jogo da temporada de futebol e pronto. Ligamento rompido, joelho solto e dor. Muita dor. Faz ressonância, procura médico, fisioterapia, muleta, gelo, gelo, gelo e exercícios de reabilitação. Pra quem queria conhecer o sistema de saúde da Austrália de pertinho, foi uma viagem e tanto! A busca por uma base era, digamos, bem literal agora... e dolorida.

Mas a vida nunca parou de acontecer por causa dos problemas. A gente resolve estagnar, às vezes, mas o tempo permanece fiel a seu movimento. Lá, aprendi a contar o tempo em semanas e a valorizar cada um dos 7 dias. Assim a tristeza de não poder jogar por todo o ano e de saber que uma cirurgia me aguardava quando retornasse ao Brasil foi dando lugar à felicidade de poder continuar lá. Vi que finalmente estava aprendendo a caminhar com as próprias pernas. Encontrei o lugar ideal para morar. De repente eu estava falando inglês, ouvindo inglês, sonhando em inglês e até conseguia rir nessa mesma língua. Eu descobri uma capacidade enorme de lidar com os problemas que eu não conhecia e, agora, as coisas tomavam um novo formato.

Foi aí que a segunda fase começou: conheci as pessoas certas. Mas não era amizade dessas de tomar um café um dia e nunca mais. De conhecer na festa e nunca mais. Eu conheci gente, do outro lado do mundo, com os mesmos valores que eu. Conheci quem estivesse ali para tudo o que me ocorresse. Percebi que as pessoas deram um toque colorido no meu modo de enxergar as coisas. Eu não estava sozinha dali pra frente e essa felicidade compartilhada me trouxe, sem sombra de dúvidas, alguns dos melhores momentos da minha vida. Eu gostava de chegar em casa, cansada de uma noite na biblioteca, e ver aquele pessoal jovem cantando e tocando uma música qualquer. Morei numa casa artística e, em vez de pedir silêncio para estudar, como era de praxe aqui no Brasil, mudei minha relação com o lar e passei a voltar para casa quando a mente pedisse descanso. Eu chegava já ouvindo as risadas ali da rua. Lembro do cheiro do jantar que fazíamos juntos. Das nossas bicicletas estacionadas no corredor. Dos abraços apertados e de alguém perguntando como foi meu dia. Lembro de quando combinávamos o domingo da limpeza e no fim acabávamos jogados no sofá curtindo a preguiça que o domingo em qualquer continente trás. Lembro dos cafés aos sábados e lembro, também, dos dias em que não queríamos muita conversa. Eu e eles dois éramos um bom trio. Mostravam-me a cultura da Austrália e eu sempre completava dizendo como era no Brasil.

Um dia acordei e percebi que a estação mais quente do ano já estava dando o ar da graça. Senti também que uma sensação boa e ruim me invadia. Era a terceira fase do meu ano, que chegava pertinho da hora de ir embora. Nesse momento, eu não era feliz só por causa das pessoas. Não curtia a cidade só por causa das pessoas. Meus laços foram formados, mas eu já não dependia deles pra viver ali. Eram firmes o bastante pra me darem segurança onde quer que eu fosse. Eu senti que estava bem, que pertencia àquele lugar e não estava assistindo à vida acontecendo. Eu estava vivendo, com toda a intensidade, imersa na dinâmica daquele lugar e poderia ficar ali se pudesse. Entendi a dinâmica de lá, descobri novos caminhos na universidade e senti que plantei algo. Fui deixando sementes na universidade, na convivência com os amigos, na família que me acolheu para o Natal e em cada rua por onde eu passava. O que eu tinha ali era sólido. Não era meu rascunho do início, e sim um castelo construído em cima de pilares fortes.

De repente eu precisava voltar. Havia muita coisa para terminar por aqui e, de fato, a nova versão de mim funcionava muito melhor. Embarquei com o coração partido, mas em paz. E, ao chegar aqui, me deparei com uma nova surpresa. A melhor amiga que eu havia feito lá veio junto comigo. Dessa eu não iria precisar morrer de saudades. Mesmo com o cabelo mudado, uma tatuagem nova e uns quilos a mais, aquele rosto era inconfundível. Era eu. Por tanto tempo culpei as circunstâncias, sem perceber que o problema inicial era a falta de encontro comigo mesma. E gostei tanto desse encontro que hoje afirmo que minha casa não é o Brasil. Nem a Austrália. É qualquer lugar para onde eu puder carregar a paz que cultivei.

Se me perguntarem hoje o que aprendi no intercâmbio, respondo que minha capacidade de resolver problemas triplicou. Que falo duas línguas com completa fluência. Que pude usufruir da distância física para reparar melhor os erros. Que deixei o conforto e para ele não volto nunca mais.

Foi a escolha certa? Ora, aprendi que não existem escolhas certas antes da tentativa; antes do risco de se jogar onde não conhecemos, mas que nos atraiu pelo cheiro familiar de felicidade.

"*Caminante, no hay camino. Se hace camino al andar.*"
Antônio Machado

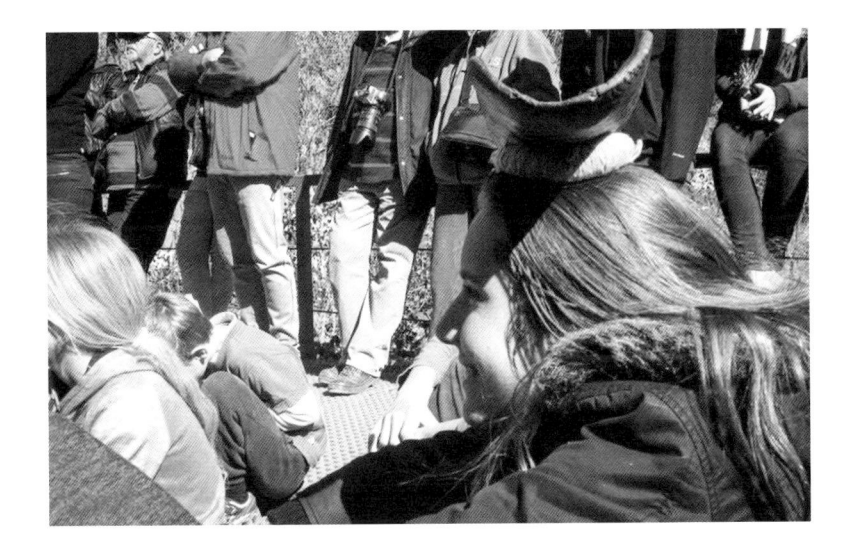

Curtindo um Verão Maravilhoso na Europa!

Moacyr Freire

Fazer intercâmbio sempre foi uma meta de realização pessoal. Cada amigo meu de colégio que saía do país para estudar fazia com que me batesse uma vontade enorme de ter essa experiência. Infelizmente, por falta de condições, nunca pude participar de uma empreitada dessa. Jamais imaginei, na realidade, que a faculdade é que me daria essa oportunidade incrível. E digo sem muitas dúvidas que foi a melhor época para ter feito essa viagem, com a cabeça mais madura, mais experiência, mais noção de como seria a vida e dentro da realidade.

Pessoalmente é difícil descrever o ganho que se tem fazendo uma viagem dessas; são tantas experiências, tantas pessoas que conhecemos no caminho que fazem dessa uma missão quase impossível. Passar 1 ano em Londres me enriqueceu de maneira como nunca teria pensado antes.

A começar pelo crescimento pessoal, o contato com o velho continente é uma oportunidade que todos deveriam ter, invariavelmente. Incrível como um lugar tão pequeno espacialmente consegue ter uma diversidade cultural que vale por um mundo. A riqueza cultural com que tive contato em um ano viajando por diversos países é de maior variedade do que estar dentro de um museu. Aliás, a Europa é um museu a céu aberto. Seja no oeste ou no leste, você encontra, por onde for, lugares emocionantes que contam a história e te trazem experiências únicas. Os europeus são muito mais receptivos do que se diz por aí, brasileiros são muito bem recebidos na maioria dos lugares aos quais se vai, todos se empolgam com sua presença. Certa vez, no leste, um grupo de amigos na mesa ao lado em um restaurante passou a noite apostando de onde éramos e que língua estávamos falando, acabaram a noite conversando conosco e pudemos conhecer melhor um pouco mais de um povo. E não foi um caso isolado, coisas como essa aconteceram em grandes metrópoles como Londres e Paris e também em pequenas cidades do interior da Croácia e Espanha. Acredito, fielmente, que cada pessoa no mundo tem uma história pra contar e pode ter uma participação no crescimento pessoal de todo contato que se faz, seja por horas a fio, em uma conversa acadêmica, seja por 15 minutos de "papo furado" com o garçom à beira do balcão.

Lidar com pessoas de diversas formações, opiniões, culturas e educação é uma batalha diária e isso envolveu alguns embates e brigas, com certeza, pois muito do que é dito e pensado não faz parte da minha formação como pessoa. Tive que ouvir comentários xenofóbicos e ter meu conhecimento rebaixado por ser de um país de "terceiro mundo", provar minha posição e meu merecimento de estar ali exigiram pé firme em muitas situações. Certo dia estávamos em aula com o coordenador do curso, que sempre foi muito atencioso e gostava dos brasileiros em geral, que estava com dificuldade com uma palavra técnica em inglês e eu o ajudei, e para minha surpresa, ouvi um "nossa, fui corrigido por um brasileiro", como se estivesse passando vergonha. O mesmo em muitos momentos ficou surpreso com o nosso nível de conhecimento de matérias básicas, muito acima da turma que estávamos e apesar de nos fazer sentir lisonjeados era óbvio que ele esperava um nível muito menor dos intercambistas do que estávamos mostrando. Isso atrapalhou nossa relação e nos distanciou de nossos colegas de sala, turma muito pequena e unida e que não nos deram muita abertura, talvez por essas questões. Sem dúvida, casos como esses também fizeram parte do que sou hoje e ter orgulho e certeza da minha formação como médico no Brasil ser muito boa e superior em diversos aspectos.

Já que citei Londres, não posso deixar de falar dessa cidade incrível que me conquistou e me acolheu desde o primeiro minuto que pisei no Reino Unido. Londres é uma cidade não apenas cosmopolita, mas globalizada, e deveria servir de exemplo a tantas outras pelo mundo. A cidade respira cultura por todos os lados, dos corredores do metrô às galerias de museus inesquecíveis que são totalmente gratuitos pra qualquer pessoa que passe por lá. Concertos a céu aberto também são comuns, exposições intermináveis à beira do Tamisa, sebos debaixo de pontes. A própria população londrina já grita diversidade e cultura, cada canto da cidade é dominado por uma população de um lugar. Muitas vezes, inclusive, me pareceu que britânicos eram a minoria por lá. Os infinitos quilômetros do metrô parecem a própria Torre de Babel, milhares de línguas, dialetos e sotaques circulam diariamente pelas galerias e estações. Ao contrário do que falam dos britânicos e londrinos, eles são muito calorosos, receptivos e divertidos, muitas vezes com um humor bem questionável. Poucas vezes em um ano posso dizer que fui discriminado pelo que eu era, pelo lugar de onde eu vim, como me vestia e como eu aparentava. Todos andam como querem por lá, sem receber olhadas tortas, xingamentos, julgamentos. Não importa a roupa que você ande, as pessoas parecem não estar nem aí quase todo o tempo. É incrível como britânicos conseguem ser desligados (ou extremamente dissimulados) com relação a isso. O que importa é que todos vivem bem e convivem em paz dentro e fora de suas tribos.

Além da vivência da própria cidade, o convívio em casa com diversas nacionalidades também foi uma experiência única. Esbarrar com pessoas de todos os cantos dispostas a te darem um sorriso ou bater um papo descontraído pode assustar e empolgar qualquer um. E não apenas globalmente, mas brasileiros tiveram presença essencial na minha morada e trouxeram pra minha vida diferenças, ensinamentos e experiências tão ricas quanto os europeus. Afinal, na imensidão do Brasil, temos uma diversidade incomparável com qualquer parte do mundo, e aprender a conviver com cada uma das regiões do país é também estar globalizado, sem dúvida alguma. Fiz amigos que são irmãos para uma vida e a distância dentro do Brasil não nos afastou, desde a Bahia até o Rio Grande do Sul. Como diria minha mãe, morar junto é um casamento, com concessões, exigências, brigas e muito amor envolvido.

Profissionalmente, a experiência pode assustar um pouco, a princípio. Na universidade, o estudo depende muito do aluno e a carga horária de aulas é bem reduzida se comparada à carga integral que temos no Brasil. Porém, com o tempo você acostuma com a proposta que eles fazem com esse sistema e vê que sobrecarregar o aluno de aulas não é, necessariamente, a melhor forma de preparar para o mundo. A universidade que fiquei, Middlesex, é o que gostamos de chamar de "coisa de primeiro mundo". Bem equipada, integrada, com ótimas bibliotecas de acesso 24 horas por dia e não apenas fisicamente, mas também digitalmente. Conseguimos, com nosso coordenador, desenvolver um projeto em fisiologia cardíaca e nos foi dada toda estrutura necessária para que corrêssemos atrás dos resultados. Além disso, deram-nos o suporte intelectual quando precisamos, sem reclamarem e sendo solícitos o tempo todo em que estivemos presentes, até mesmo encontrando o coordenador na festa em *Pub* depois da aula, cordial como sempre. Além disso, ele também conseguiu um curto estágio no Harefield Hospital, do exigente NHS, que nos fez assinar centenas de contratos para acompanharmos o serviço dentro do hospital, que é referência mundial em cardiologia e cirurgia cardíaca. Um prédio simples no meio do subúrbio de Londres, com profissionais incríveis e que teve em sua história pioneiros da medicina em seu tempo. A relação dentro do hospital foi muito diferente do que, particularmente, eu esperava, pois diante de tanta burocracia apenas imaginei o distanciamento que os profissionais teriam de nós. Felizmente, estava enganado, pois fomos recebidos com muito respeito. Os profissionais nos tratavam como iguais e sempre procuravam explicar, passo a passo, o que estava acontecendo, coisa que às vezes é complicado de conseguir mesmo dentro de casa, do meu próprio hospital universitário. Claro que aquele era um local com outro propósito, o assistencial, e não de ensino, mesmo assim o aprendizado no curto tempo que passei lá foi bastante válido e, com certeza, deixou o gosto de quero mais.

É incrível como um ano pode ser tanto um tempo enorme quanto uma fração de segundo. A sensação de dever cumprido é enorme, a saudade de casa era imensurável e, ao mesmo tempo, ficou aquele pedaço de mim por lá e um pedaço enorme de lá comigo. Com o tempo que passa, detalhes vão se perdendo e a adaptação ao retorno se torna mais leve. A rotina bate na porta novamente e as responsabilidades no Brasil tomam conta da sua vida em pouco tempo. Mas a saudade, o sentimento de nostalgia, a vontade de repetir só mais um pouquinho de tempo... Ah! Esses nunca desaparecem!

Curtindo um Verão Maravilhoso na Europa!

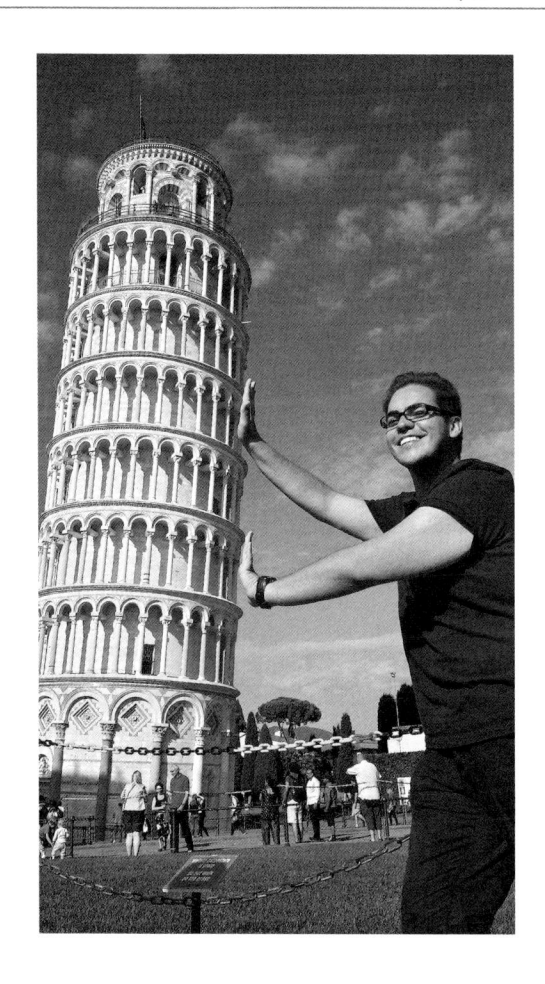

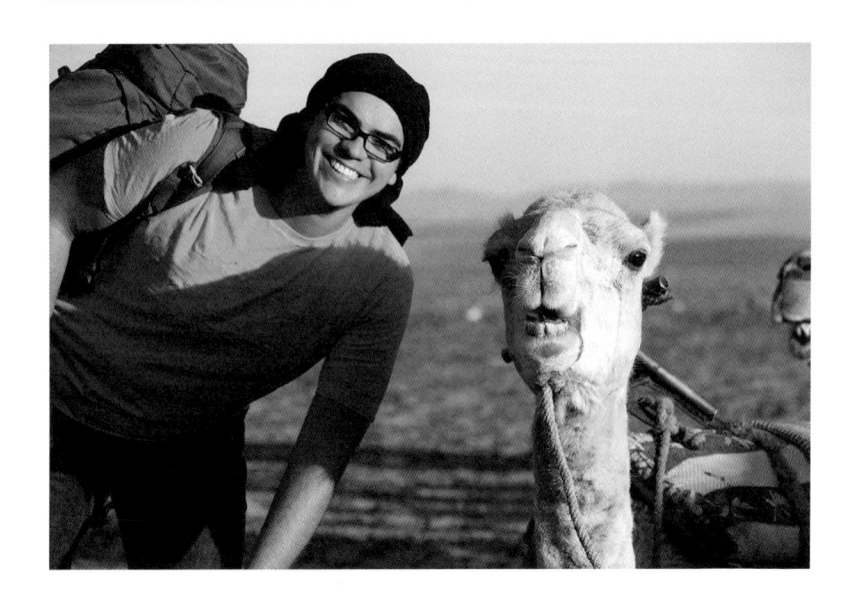

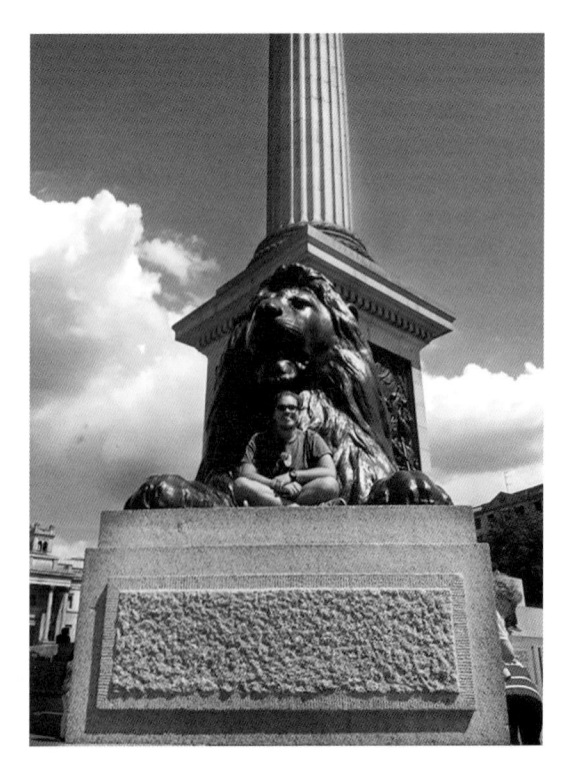

Uma Vida em Onze Meses

Rodrigo Brandão

UM VAZIO

...é exatamente isso que sinto neste momento. Mesmo um mês após retornar de meu intercâmbio, é a mesma sensação que permeia minhas entranhas desde que entrei em um avião para retornar à minha cidade natal. E, por mais inacreditável que seja, é também o mesmo desconforto que tinha quando saí para viver o ano mais insano de minha vida.

Nada que me falassem antes de embarcar para minha aventura britânica poderia me preparar para o momento de, efetivamente, ir embora. Acreditava, em minha tola e enorme arrogância de "menino maduro e independente" (ou seria somente uma refuta em aceitar a minha impotência e meu medo frente ao que me aguardava?) que sofreria absolutamente nada ao despedir-me de meus familiares e amigos no fatídico dia de conquistar o mundo afora. Acreditava que conseguiria me adaptar em um piscar de olhos (afinal, já morava por conta própria havia 1 ano e meio, então, não seria tão diferente... certo?), conseguiria recomeçar meus objetivos de adotar uma vida saudável e ativa, conseguiria construir novas amizades em solos estrangeiros... Enfim, acreditava que seriam experiências tão facilmente contornáveis e fáceis que não tinha nada além de animação para embarcar o mais cedo possível.

A realidade socou-me o rosto repetidas vezes. E começou uma semana antes de finalmente ir. A animação cedeu espaço para compulsivas crises de choro e pânico, horas encarando o teto de meu quarto e diversas caixas de calmante para dormir em minha cabeceira. Bolava planos para me fazer acreditar que minha força era suficiente para suportar a distância, as incertezas do inesperado, o choque cultural, e todo o resto que veio em conjunto e invadiu meus pensamentos de forma aterrorizante. Fazia promessas, orações, qualquer coisa que me fizesse esquecer, por alguns momentos, o inevitável momento de "abandonar" tudo que me servia de suporte.

E quando abandonei, desmoronei. Os primeiros momentos alternavam entre puro deslumbre e insuportável inferno. Enquanto conhecia esquinas novas, restaurantes deliciosos, monumentos maravilhosos, tudo se transformava em uma névoa de saudades e em cachoeiras de lágrimas ao deitar minha cabeça no travesseiro. Perdi conta do número de vezes que quis desistir e voltar para os braços do meu, até então, lar; o lugar que eu me encontrava era estranho para mim, e o silêncio do meu quarto virou meu melhor amigo.

Não consigo afirmar ou identificar o ponto sem retorno dessa situação complexa, porém, em determinado período dos meus longos 11 meses em terras de Dona Elizabeth, viver por lá deixou de se tornar um tormento e se tornou uma benção. Criei novos hábitos, acostumei-me com minha solidão e minha companhia, absorvi cada nova arfada de ar europeu para criar novas experiências e lembranças.

Arrisco dizer, porém, que não foi a cidade que modificou minha perspectiva; digo que eu que me encontrei nas circunstâncias que me influenciavam. O clichê que tantos textos de intercâmbio falam sobre, (in)felizmente, é extremamente verdadeiro: nós chegamos com tanta gana de conhecer o mundo que acabamos, no final das contas, por nos conhecermos mais do que antes. Tive inúmeras conversas com meu reflexo no espelho, de desabafos escandalosos a monólogos motivacionais, e fui descascando as várias camadas de qualidades e defeitos que, não sabia, estavam dentro de mim. Tracei novas metas, descobri e reconheci minhas necessidades e, quando reparei, vivia a melhor fase possível de minha trajetória.

Acordar e respirar aquela vida toda ao redor de mim era a melhor sensação possível. Fugir das pressões da faculdade, do perfeccionismo que tanto nos é cobrado (dos outros e de nós mesmos), e poder ver o que existe mais do que horas e horas abdicando de sua própria sanidade e saúde por uma nota ou um coeficiente de rendimento acima da média são pequenos pontos que me fizeram repensar tudo que eu sentia até o momento. Apesar de não ter cursado Medicina, em termos práticos, revi matérias de ciclo básico, como Anatomia, Microbiologia, Genética e Imunologia, com muito mais aprofundamento e com uma infraestrutura que não imaginava que pudesse existir. As unidades da

Universidade eram completamente renovadas, bem equipadas e com equipamentos que muitos alunos, no Brasil, decoram como funcionam sem ao menos ver um ao vivo. As aulas tinham apenas uma hora de duração, com aulas complementares práticas e muito tempo para estudo; creio que, nesse aspecto, a faculdade cumpria seu papel de apenas indicar o roteiro e pontos principais que deveriam ser focados, e nisso difere-se o método de ensino brasileiro, no qual toneladas de conhecimento são bombardeadas aos alunos, que desdobram-se para poder absorver o máximo que podem. Acreditava, até mesmo depois de voltar para o Brasil, que a Medicina, talvez, não era mais o guia de meu futuro. Encontrei-me frustrado com a falta de amparo, de reconhecimento de esforço, e da constante cobrança desumana que nós, estudantes, somos submetidos diariamente no decorrer de nossa graduação. Sentia-me livre de tudo que me afundava, e somente a ideia de sentir que a Medicina era uma dessas amarras já me trazia a nauseante sensação de "e agora?".

O retorno, como se deve imaginar, foi traumático. O coração não estava somente dividido; ele estava despedaçado em mil migalhas deixadas ao longo do caminho. Encontrei-me deixando mais um novo lar que construí lá fora, e tendo que reestruturar o meu antigo aqui. Eu havia me tornado uma pessoa diferente, porém, o tempo parecia ter se estagnado exatamente como o deixei na Cidade Maravilhosa.

Meu tempo mudou. Minha visão de mundo mudou, e agora teria que mudar de novo para me readaptar ao que já havia sido esquecido e, quem sabe, modificar o que ficou estagnado por aqui. Em menos de 1 ano, uma vida inteira foi modificada para sempre, e estou pronto para levar esse Rodrigo atual para novos horizontes, onde quer que eles estejam.

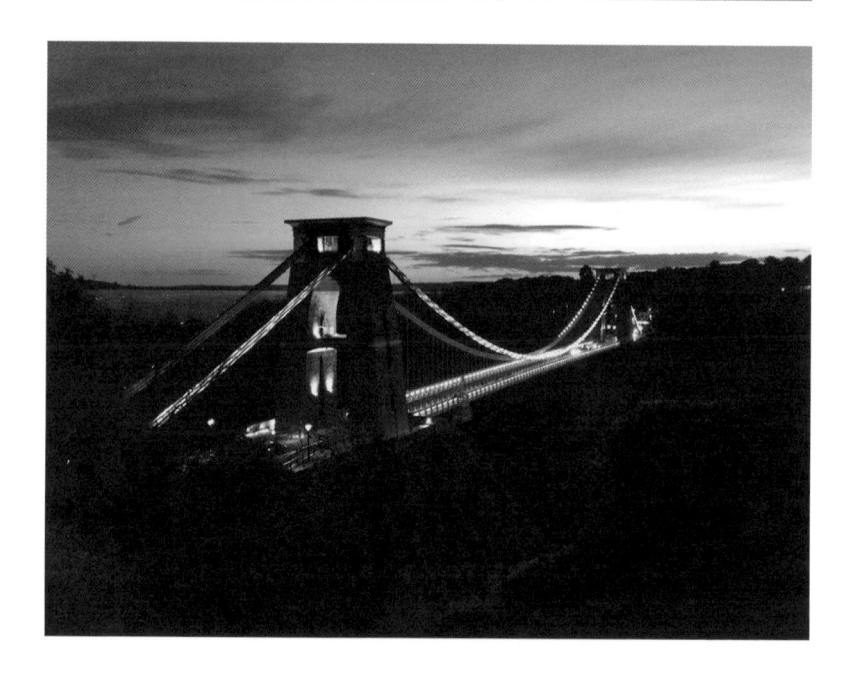

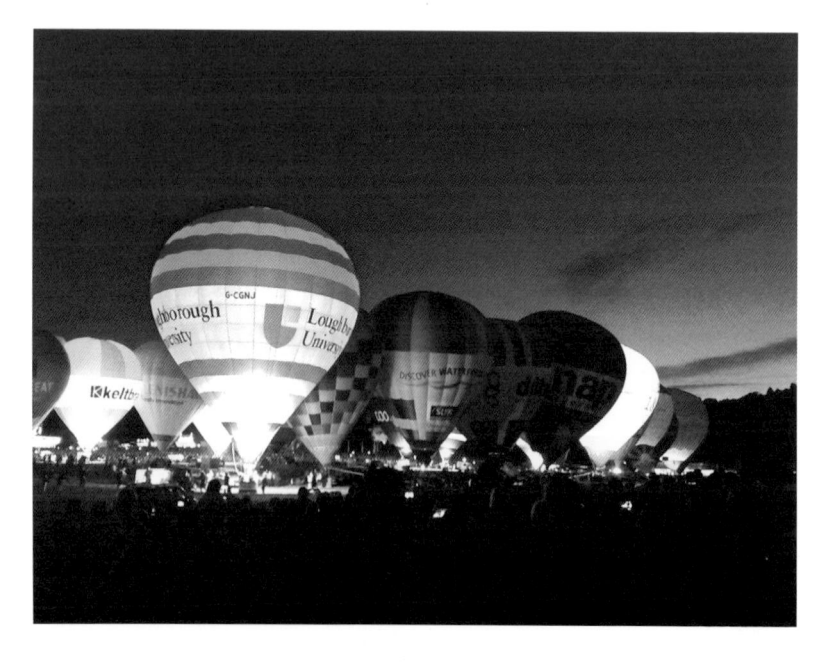

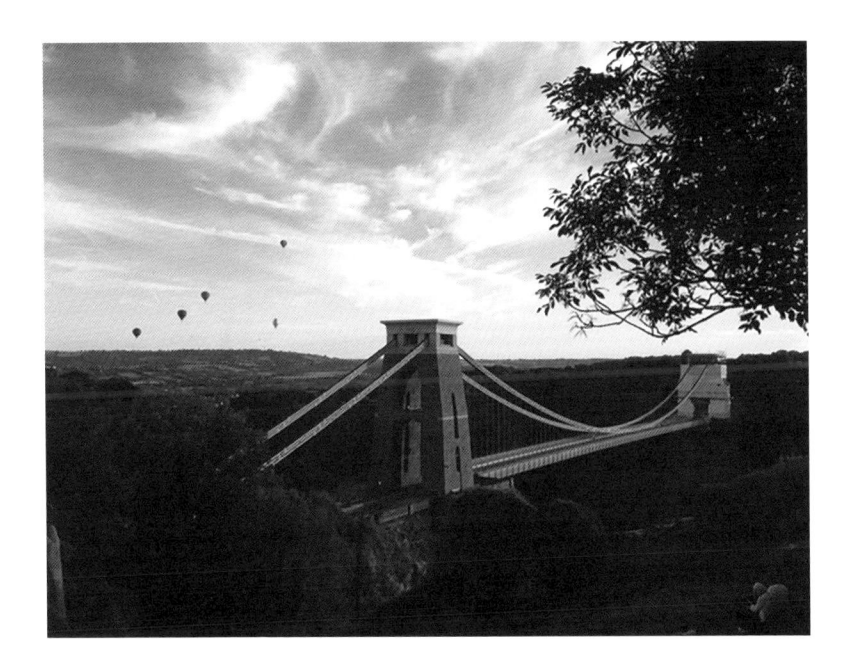

Uma Vida Inteira em Um Ano

Vanessa Mendes

Nunca poderia imaginar que, ao apertar aquele botão de confirmar inscrição, eu estaria garantindo um dos melhores anos da minha vida. Foi exatamente 1 ano de intercâmbio. De julho de 2014 a julho de 2015 vivi experiências incríveis em Clermont-Ferrand, na França. Adquiri conhecimentos para minha vida. Não apenas a aprendizagem na Medicina, mas também o amadurecimento pessoal, a descoberta de novas culturas, o aprofundamento da língua francesa.

Meus dois primeiros meses eu chamaria de descoberta. Tudo era novidade. A cidade, os franceses, morar sozinha. Muito me agradava caminhar pelas ruas, entrar nos supermercados, nas lojas, desbravar o desconhecido. O estilo e a disposição das construções, os tipos de carros, os trens, os ônibus. A sonoridade dos franceses falando entre eles, o modo de se vestir, a maneira de agir. Não posso dizer que é mais bonito ou mais feio que o Rio de Janeiro, é complicado comparar, mas o encanto da diferença é o essencial.

Apesar de já falar francês, nestes dois primeiros meses foi fornecido um curso de francês, durante os quais eu tive contato com diversas pessoas das mais diferentes nacionalidades, idades e maneiras de levar a vida. Desde um padre italiano, até um expatriado ucraniano, passando por chinesas, coreanas, americanas, israelenses e palestinos, muçulmanas que usam burca e, claro, brasileiros. Difícil expressar em palavras o que isso significou para mim. Aprender a lidar com pessoas completamente diferentes de mim, com uma realidade de vida incomparável à minha, ouvir línguas variadas e seus sotaques ao conversarmos em francês, observar e participar de costumes específicos... Tivemos a oportunidade de vários "almoços internacionais", nos quais cada um deveria levar um prato típico de sua região; encontros em bares; conversas em intervalos entre as aulas; festas... com alguns mantenho o contato até hoje!

Um episódio que me marcou foi em uma aula de francês cujo assunto eram os contos de fada, e as chinesas não conheciam as nossas histórias. Jamais haviam escutado. Lembro-me também da tensão em uma discussão política entre os israelenses e palestinos, cada um defendendo seu ponto com muito afinco. Também me recordo dos dias de muito calor em que uma pessoa perguntou a uma menina de burca "Você não está sentindo calor?" e sua resposta foi: "– O inferno é mais quente". Não poderia deixar de falar do dia em que o padre foi até nossos apartamentos fazer uma oração e benzê-lo, independente da religião de cada um, uma atitude de muito amor. Quanto aos novos amigos brasileiros, de todas as regiões do país, tive a oportunidade de conviver ainda mais, principalmente para matar as saudades das coisas que mais temos em comum: o calor, no seu sentido figurado, e a língua portuguesa. Guardo na memória um pedacinho do ensinamento que cada uma dessas pessoas pode me trazer com as suas mais diversas culturas.

Pela primeira vez na vida era completamente responsável por mim mesma, sem ajuda de ninguém: morar sozinha, pagar minhas contas, cozinhar, fazer compras de supermercado, realizar as tarefas domésticas. Cresci muito. Descobri habilidades e capacidades até então camufladas. Nunca pensei que pudesse fazer refeições tão gostosas; conciliar tarefas domésticas, estágios no hospital, atividade física e estudo em casa de maneira tão eficaz; controlar minhas finanças e viver da melhor maneira possível com a bolsa que era fornecida. Conhecer a mim mesma foi fundamental nesse intercâmbio. Lidar com a saudade dos familiares, dos amigos e da língua natal foi outro desafio vencido.

Em setembro, começavam os estágios no hospital. Praticar a medicina já não é uma tarefa tão simples, ainda mais em outra língua, em outro país. Estudei muito, virei madrugadas me esforçando em casa para, no dia seguinte, dar o melhor de mim na prática. Reaprendi, em francês, a fazer anamnese, os nomes dos medicamentos e, basicamente, todos os termos médicos que já eram tão intrínsecos a mim em português. Sempre tentei mostrar para os outros, mas, principalmente, para mim mesma de que eu era capaz. Não foi fácil no começo. Inicialmente, tive que ganhar a confiança, provando meus conhecimentos e habilidades. Tive que me esforçar muito. Mas, aos poucos, pude conquistar a liberdade de atender sozinha, de ter pacientes "para mim", de entrar em cirurgias e participar suturando, instrumentando etc.

Nos estágios eu exercia função de interna (exatamente da mesma forma que os internos franceses), tendo passado nos seguintes serviços: Hematologia, Oncologia, Pediatria, Ginecologia e Obstetrícia, Cirurgia Digestiva e Medicina Interna, que se encontravam nos hospitais universitários de Clermont-Ferrand (*Hôpital d'Estaing, Hôpital Gabriel Montpied e Centre Jean Perrin*). A carga horária era integral (geralmente de 8 às 17 horas, podendo se estender um pouco, dependendo do dia), tínhamos cerca de 1 hora de almoço (exceto quando em cirurgia, em que tínhamos 15 minutos) e direito a 5 semanas de férias ao longo do ano letivo (cuja distribuição podíamos escolher). Nos hospitais, havia restaurantes universitários, muito bons e a preço muito acessível. Entretanto, algumas vezes eu optava por almoçar em casa, já que eu gastava, no máximo, 10 minutos em transporte.

Inclusive, uma das coisas que mais me encantou foi o quão bem o sistema de transporte funcionava. Nos pontos de trem ou ônibus, havia mostradores eletrônicos que exibiam em quanto tempo cada linha chegaria. A rede de transportes cobria muito bem toda a cidade. Além disso, ciclovias estavam presentes em todas as ruas e havia bicicletas da cidade disponíveis em vários pontos. Gosto muito de caminhar, e, considerando as distâncias não tão longas características de uma cidade de tamanho médio, além da garantia de segurança, muitos dos percursos eu fazia a pé.

Falando um pouquinho do sistema de saúde francês, considero um dos melhores do mundo, na prática. Apesar de, na teoria, o SUS no Brasil ser muito bem elaborado, ainda não funciona da maneira como deveria. Na França, do mais pobre ao mais rico, todos frequentam os mesmos hospitais, todos têm o direito de realizar os mesmos exames de imagem, de receber os últimos e melhores tratamentos medicamentosos disponíveis, de usufruir das melhores tecnologias em saúde. Isso porque, resumidamente, o seguro social de saúde é pago ao Estado proporcionalmente à sua renda, e isso garante a possibilidade de fazer uso dos serviços de saúde e ser reembolsado pelo governo de uma grande porcentagem do valor do serviço. Adicionalmente, pode-se contratar a *mutuelle*, um serviço privado que reembolsa a porcentagem não coberta pelo governo. Para aqueles que não possuem renda, o direito de frequentar os mesmos serviços de saúde também lhes é garantido.

Há apenas um ponto que considero negativo no meu intercâmbio, algo que realmente me fez sofrer: o frio. Carioca e moradora do Rio de Janeiro durante todos os meus 22 anos, acostumada a temperaturas de verão o ano inteiro, foi um choque ter apenas 2 meses do ano com temperaturas acima de 20 graus. Temperaturas negativas, neve, usar várias camadas de roupas e, ainda assim, não conseguir me esquentar... Cheguei ao ponto de sentir falta da sensação térmica de 50 graus do Rio, que sempre detestei. Hoje, de volta à minha cidade natal, analisando, não consigo concluir se prefiro o calor ou o frio extremo.

Quando julho se aproxima, e estava perto do momento de partir, eu tinha um misto de sentimentos. A satisfação de ter conseguido viver aquele ano de intercâmbio, a alegria dos conhecimentos adquiridos, a felicidade de rever todos que amo e que deixei no Brasil, mas a tristeza e o saudosismo de ter que deixar tudo o que conquistei, os amigos que fiz e a minha nova cidade. Estou muito satisfeita da escolha que fiz, e recomendo a todos que tenham essa oportunidade, de aceitá-la de braços abertos. O intercâmbio foi um grande desafio e uma experiência mágica da qual eu nunca me arrependerei.

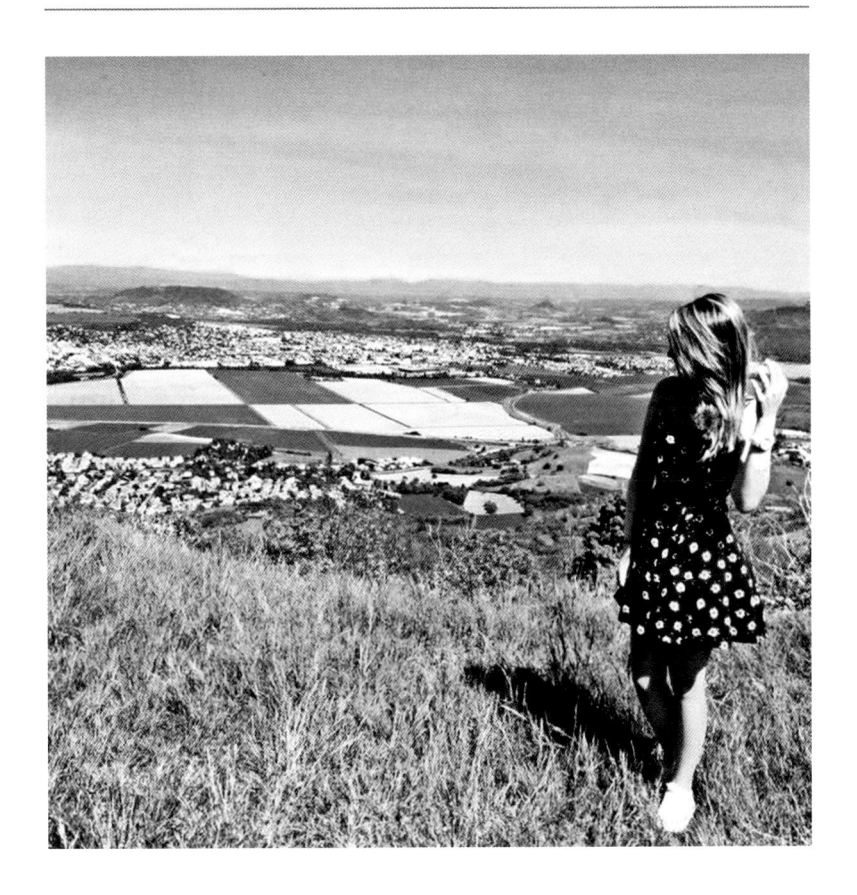

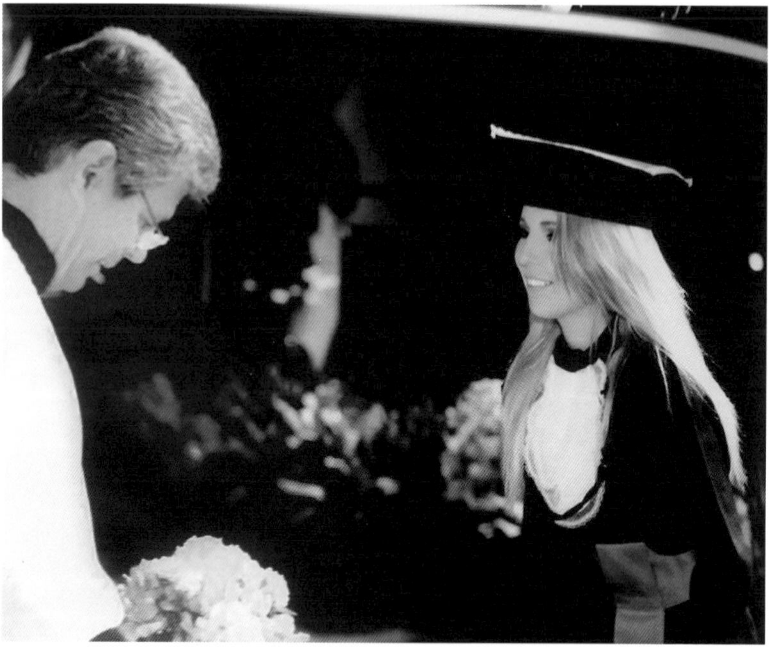

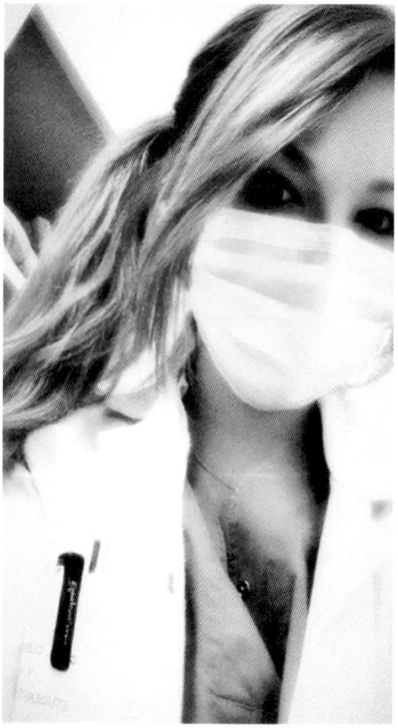

No Lugar do Outro...

Na medicina, os pacientes nos contam suas histórias todo o tempo. E esperam que consigamos perceber não só suas palavras, mas também o envolvimento afetivo com os acontecimentos de sua narrativa. Na medicina, recontar a história do paciente é trocar um pouco de lugar com ele, para poder entender o que ele sentiu e viveu. Essa percepção do outro pode ser estimulada através de uma escuta atenta e não se restringe à relação médico-paciente. Recontar uma experiência é tornar a vivê-la e, quando a experiência vivida é contada pelo outro, as percepções da sua própria história podem ganhar uma nova dimensão. Nesse sentido, realizamos uma atividade em que os alunos se encontraram e, em pares, dividiram uma experiência marcante vivenciada durante o "Ciência sem Fronteiras". A experiência de cada um deles foi recontada pelo outro e o resultado está registrado nos textos a seguir.

Luiza Toledo Recontando Amalia Pinguello

Nunca fui de querer coisas muito complexas. Meus sonhos e ambições têm um toque de simplicidade, mas nem por isso deixam de significar coisas grandiosas. Pois bem, ao viajar para os EUA levei uma mala de planos e desejos e, entre eles, o sonho de uma vida inteira: andar de montanha russa.

Você, que agora me lê, deve pensar que isso nem se encaixa direito na estante dos sonhos, mas não se esqueça que a vida é moldada por perspectivas e, para enxergar da minha, é preciso entrar em um avião e passar pelas experiências que eu me permiti passar.

Juntei, então, um grupo de amigos, umas doses de coragem e fui. As pernas tremendo e o coração quase na boca, mas fui. Não sei dizer como, mas em alguns instantes eu estava lá, em alta velocidade, presa ao equipamento e de olhos fechados. Lembro que em meio aos gritos dos outros eu pensei em abrir os olhos. Era a chance da minha vida e eu não ia nem chegar à vista? Concluí que não precisava. Os olhos fechados não eram nada perto da mente e alma tão abertos.

Sim, eu me abri ao novo. Entre um *looping* e outro, sentindo o frio na barriga dominar o corpo, enxerguei de olhos fechados o que se passava dentro de mim.

Enxerguei a coragem que eu não sabia que eu tinha. A determinação em chegar lá no alto. A ousadia e a força de me jogar ao desconhecido por um ano inteiro.

Quando descemos, abri os olhos. Todos agitados, compartilhando a experiência e me perguntando o que eu tinha achado. Eu abri um sorriso de quem tinha enxergado o que ninguém poderia ver. Riram de mim porque eu tinha fechado os olhos naquele momento tão esperado, mas eu só conseguia rir de volta sem explicar muito o que aquele momento significava.

Andar de montanha russa é o que todo mundo deveria fazer: fechar os olhos, se entregar ao frio na barriga e prestar atenção no que a alma de um corpo em movimento tem a nos falar.

Em 2014, fechei os olhos e me entreguei a muitas coisas. Cresci e descobri que ao vencer o medo, passamos a procurar os ingressos para os próximos desafios. Ao querer subir mais alto e voar cada vez mais rápido, passamos a cultivar outros sonhos que nos mantêm vivos.

Amalia Pinguello Recontando Luiza Toledo

Se há uma coisa que sempre gostei foi futebol. Na verdade futsal. Desde o início da faculdade sempre estive envolvida nos treinos. A emoção de vestir a camisa da minha universidade e competir me fazia sentir viva!

Ao partir para o intercâmbio, uma das primeiras coisas que pensei foi: "com quem devo conversar para jogar futebol aqui?"

Ao chegar em Sidney, tudo me encantava. Não imaginava que aquelas Universidades que vemos em filmes realmente existiam.

Minha Universidade continha vários prédios estilo antigo que lembravam a Europa da Idade Média. Mas o que mais me chamou atenção foi o campo de futebol: gramado verde esmeralda.

Logo nos primeiros dias após a chegada na Austrália, conheci o treinador da equipe de futebol. Na mesma semana, após uma entrevista, iniciei os treinos naquele mesmo campo que tanto me fascinara.

Naquele começo, sentia que o futebol era meu remédio para os problemas com moradia e adaptação que estava enfrentando. Por fazer o que amo, dava-me forças para enfrentar o processo de adaptação.

Logo chegou meu grande dia: a minha estreia como atacante do time da minha universidade. Não conseguia conter o entusiasmo em jogar com aquela camisa, a camisa 10.

O jogo ia muito bem até que depois de uma colisão com outra jogadora sinto uma dor muito intensa. Tive que interromper o jogo, assim como a minha atuação com o time. Mais tarde descobri que tive ruptura total do ligamento cruzado anterior do meu joelho direito.

Diferente do que aconteceu com meu joelho, daquela ruptura abrupta, não consegui compreender o que estava acontecendo e não fazia ideia de como seria dali para frente o meu intercâmbio.

Uma coisa que logo aprendi é que tenho força e era capaz de coisas que não sabia que seria. Há pouco tempo não me via cozinhando, naquele momento tive de aprender a cozinhar, e de muletas! Recebi a ajuda de muitas pessoas que me ajudaram no meu processo de recuperação. Lembro-me do dia que um amigo em meio à uma tempestade se prontificou a buscar o laudo da minha ressonância. Compreendi melhor o valor da amizade e de como necessitamos das pessoas, assim como as pessoas também podem necessitar da gente.

Com o passar dos dias, consultas médicas e sessões de fisioterapia, já era capaz de realizar mais movimentos, assim como resolver qualquer problema por conta própria.

As dificuldades de locomoção e de comunicação já não eram mais intransponíveis.

Tudo o que aconteceu não foi nada do que esperava do intercâmbio. O que poderia ter sido catastrófico, me transformou para melhor. Perdi a oportunidade de ganhar um campeonato como camisa 10, mas ganhei amigos. Sofri pelos meses ao caminhar vagarosa e com muletas, mas cresci rapidamente na capacidade de resolver problemas.

Hoje, comparando quem era quando parti do Brasil, tenho a certeza de ter voltado diferente em vários aspectos, exceto um... meu amor pelo futebol.

Luísa Teixeira Recontando Daniel Faes e Graça

O Natal se aproxima... nada como passar o Natal como nos filmes da Disney, em chalezinho de madeira, com neve e pessoas queridas ao redor de uma lareira. Eu e minha irmã, que também estava fazendo intercâmbio, procuramos uma *cottage* no interior da Irlanda para alugar e convidamos nossos amigos brasileiros que também estavam fazendo intercâmbio pela Europa.

Chegamos lá e ficamos muito felizes, o lugar era lindo! Exatamente como imaginávamos! Exceto pelo frio, que era muito além do que pensávamos. E para completar ainda estava prevista a chegada de um furacão bem no dia 24 de dezembro. Porém, estávamos felizes lá, cozinhando nossa ceia e com o aquecedor elétrico ligado durante o dia todo, no máximo, sem problemas...

Até que.... ops! Descobrimos que deveríamos pagar um extra de 20 euros por hora de aquecedor ligado. Desligamos o aquecedor e começamos a nos aquecer com a lareira.

Estava lindo, supernatalino, com a ceia sendo preparada, até que o furacão chegou e trouxe vento, frio, uma tempestade que nos dava a ideia de que o mundo iria acabar!

E no meio desse frio polar percebemos que já havíamos gastado quase toda lenha e que agora só tínhamos duas toras! E agora? Como fazer?

Tivemos a ideia, então, de ir até a casa de um vizinho, que ficava a cerca de 1 km, para pedir lenha. Mas a esse ponto já eram duas horas da manhã. Se chegássemos batendo na porta de alguém poderiam pensar que era um assalto! Surgiu a ideia de fazer, então, uma cantata de Natal!

Ensaiamos e fomos até o vizinho! Chegamos lá, começamos a cantar e uma velhinha superfofa nos recebeu! Ohh *how lovely*!!!

Ficou superfeliz com a nossa apresentação, deu-nos muita lenha e ainda pediu ao marido para levar até o nosso chalé! Voltamos e dormimos quentinhos ao redor da nossa lareira, em nossa inesquecível noite de Natal!

Moacyr Freire Recontando Luisa Teixeira

Era verão na Europa, um dos mais quentes dos últimos anos. Eu e meu namorado decidimos fazer uma viagem pela Croácia. Ele iria do Brasil para visitarmos alguns lugares pela Europa e aproveitarmos a oportunidade.

Tudo corria bem na viagem e aproveitamos muito, até que uma bela noite estávamos em trânsito de uma cidade para outra, para onde íamos de ônibus.

Fazia muito calor, estávamos muito cansados de toda a viagem e, principalmente, famintos.

Fizemos o *check-in* no ônibus, entregamos nossas passagens ao motorista e colocamos as malas no bagageiro. Como a viagem seria longa e estávamos com fome, decidimos atravessar a rua e comprar algo no mercado para comer durante a viagem.

Tudo corria bem até que, ao voltar para a rodoviária, percebemos que nosso ônibus havia adiantando o horário e partido sem nós e com todas as nossas coisas dentro dele.

Não sem razão, entramos em desespero na hora.

Em um país completamente estranho, com uma cultura muito diferente da nossa e perdemos tudo que tínhamos. Para ajudar, meu namorado tinha um fraco inglês, tampouco os locais tinham um bom inglês, quase nulo para ser sincero.

Conseguimos um telefone público para falar com a empresa de ônibus e ver se dava sorte de encontrar todas as minhas coisas que estavam, até então, perdidas no meio da Croácia.

Com muito sacrifício consegui explicar para o atendente a situação, que em meio a risadas tentara me explicar que falaria com o motorista do ônibus para deixar as malas no próximo ponto da estrada. Como assim? Fiquei muito confusa e tentava explicar e conciliar algo mais decente para fazer.

No final das contas ele nos deu uma passagem de graça no próximo ônibus que sairia e pegaríamos as malas no ponto de parada na estrada. Assim aceitamos e fomos.

Pensávamos que seria uma parada de ônibus como temos no Brasil, com guichês e toda estrutura para nos receber. De repente o motorista encosta o ônibus no meio do mato, em plena Croácia, tudo escuro e ficamos sem entender. Nos olhamos assustados e descemos do ônibus. Quando vi, o ponto era uma cabaninha de madeira com um pequeno banco, no escuro, no meio do nada.

Qual não foi o nosso espanto, todas as malas e nossas coisas estavam ali, intocadas e imaculadas, como nos haviam prometido.

O susto tornou-se gargalhadas que nos divertem até hoje nas mesas de bar.

Daniel Faes e Graça Recontando Moacyr Freire

No outono que passei em Londres, decidi com uma amiga que passaríamos nosso *Autumm break* nas tempestuosas, mas amenas cidades do leste europeu. Nosso orçamento universitário nos forçava a procurar diariamente por promoções de acomodações e passagens aéreas, e desta vez nossas pesquisas nos renderam um retorno pela metade do preço habitual, mas com data para 6 dias depois do planejado. Motivados pelo espírito austero do estudante intercambista pobre e por diárias de *hostel* de até 4 euros (!), decidimos fechar negócio e passar mais 6 noites em Praga.

Praga é uma cidade linda e de charme todo especial, mas quem já visitou sabe que é possível conhecer seus bairros e atrativos mais famosos em 2 dias. É uma capital pequena para os padrões brasileiros. E eis que no terceiro dia já estávamos entediados, já tendo visto o que tinha de mais convencional na capital Tcheca, procurando, desesperadamente, qualquer sinal de para onde ir e o que fazer.

Paramos, então, em um dos bares próximos à Universidade de Praga com a esperança de esbarrar em alguma vida universitária e com o conforto garantido de poder pagar 4 euros por litro de cerveja, um convite ao paraíso para os acostumados a pagar 6 euros por *pint* em Londres.

No meio desse nosso *Happy Hour*, que evidentemente durou muito mais do que o originalmente previsto, começamos a reparar melhor em um dos garçons que trabalhava no bar. Um loiro alto, de barba, que fazia de carregar canecas vazias o movimento mais sexy do mundo. Já depois de alguns litros, nos convencemos de que ele retribuía nossos olhares e cochichos nada discretos. Restava apenas saber se eram realmente "olhares" ou se estava somente julgando a velocidade com que tinha que repor nossas canecas. Chegamos ao ponto de pedir a um outro garçom que veio nos servir que da próxima vez pedisse ao loiro *Viking* que trouxesse nossas bebidas!

Já nas últimas rodadas, quando já estava claro que minha amiga tinha interesse no garçom, ele veio até nossa mesa com canecas e sem dizer nada estendeu a mão em direção a dela como quem pede uma dança a alguém. A expressão no rosto dela, enquanto levava sua mão de encontro à dele da forma mais *lady-like* possível, foi impagável. Só que o cara queria a caneca!

Em milésimos de segundos os dois perceberam o mal-entendido e tiraram a mão o mais rápido que puderam, mas o climão já tinha se instalado.

Eu tentei falar discretamente que ele queria, na verdade, recolher as canecas vazias, mas já era tarde, e o estrago já tinha sido feito.

Bebemos rápido, pagamos o que devíamos e saímos do tal bar sem nem olhar para trás.

Leonardo Amigo Recontando Ana Carolina do Amaral

E foi no verão de 2014 que, contra todas as probabilidades, deixei meu legado no mural da fama da tão renomada *Harvard Medical School*. Mas não, não foi na genética ou na clínica (ainda) que o nome Ana Carolina Souza se fez conhecido, foi em um ramo muito melhor: sobremesas!

Todo ano a faculdade de Medicina na Universidade de Harvard estabelece um concurso de culinária para doces e salgados entre seu corpo discente, com um tema específico.

O tema do meu verão em Boston? *Nuts*!

Nunca fui uma mestra na cozinha, mas fiquei empolgada diante daquele desafio e, desprovida de qualquer expectativa, resolvi participar da competição. A única certeza que eu tinha, no entanto, era que devia usar no prato o item mais básico de sobrevivência de qualquer brasileiro – brigadeiro.

Reuni leite condensado e Nescau, que havia enviado aos EUA, e com aquele brigadeiro fiz a base de uma espécie de torta na qual adicionei ingredientes como amêndoas – que em tese era o próprio tema do prato – e biscoito torrado.

O resultado foi um misto próprio de *brownie* e torta que, apesar do meu receio de estar muito doce ou enjoativo, foi o meu passaporte para entrar no concurso.

Mais tarde recebi a inesperada notícia de que meu doce não só havia sido meu passaporte para entrar no concurso como também para o mural dos ganhadores, com direito a medalha de primeiro lugar e tudo mais.

Hoje em dia não há quem passe pelos corredores da faculdade sem se deparar com a foto da brasileira que, provavelmente, deixou seu legado da maneira mais divertida, e toda inusitada, na Universidade de Harvard.

Ana Carolina do Amaral Recontando Leonardo Amigo

Havia chegado o grande dia. Apresentar o resultado do esforço de tantos meses, tantas noites mal-humoradas, tanta ansiedade que não parecia ter fim. O sentimento de dever cumprido se misturava ao temor de não atingir as expectativas.

Afinal, estar a milhares de quilômetros e alguns fusos horários de distância de casa torna até a pessoa mais confiante muito insegura de si. Foram longos dias dedicados a estudar cada minucioso detalhe do nosso objeto de pesquisa, da sua intimidade molecular à sua relação social com a população da época. Nunca antes uma múmia inca parecia ter sido tão analisada e essa função foi destinada a mim, aluno de intercâmbio que apenas havia escolhido fazer a matéria de Antropologia Forense da Universidade de Westminster, em Londres.

No dia da entrega, as mais de 10 mil palavras daquele longo e denso texto pareciam dançar excitadamente na boca do estômago. Parte escrita entregue, chegada a hora da apresentação oral. Múmia Inca ou seria Maia? — e mil outras frases passavam voando pela mente, e eu esperava que estivessem fazendo sentido quando faladas diante daqueles *slides*.

Último *slide, thank you, the end*.

A única sensação era o alívio. Logo depois vieram as palmas e, em alguns dias, o *e-mail* simples congratulando o trabalho e o excelente desempenho. Novamente a sensação de alívio e certeza de que tudo aquilo havia valido a pena.

Dicas de Intercâmbio

Cada cidade vivida é descrita por cada um da forma como a conheceu e viveu.

O Que Fazer em Amsterdam?
As Cinco Melhores Dicas para Aproveitar a Cidade como um Nativo

Daniel Faes e Graça

Os museus são infinitos – aproveite-os!

Amsterdam é uma capital europeia e, como todas as outras, dispõe de uma infinidade de museus para visitação. São para todos os gostos e idades, desde o Nemo, para crianças, até o *Willet-Holthuysen*, para quem curte mais heranças históricas. Eu recomendo, em especial, o *Van Gogh Museum* – o melhor museu de arte impressionista que já visitei – e o FoAm – o museu de fotografia de Amsterdam, que conta com exposições e instalações novas todos os meses e acomoda artistas clássicos e símbolos da vanguarda holandesa. Importante também lembrar da *Anne Frank House*, que conta, de forma emocionante, a história da Segunda Guerra nos Países Baixos. Uma dica essencial é pesquisar se vale a pena comprar o *Museumkaart*, um passaporte que dá direito à entrada em todos os museus do país.

Vá passear de barco

A relação entre os moradores de Amsterdam e a água é muito próxima. Rios e canais estão por todo lugar e são parte integrante da essência da cidade. Uma das atividades de final de semana mais típicas – tanto para locais quanto para turistas – é alugar um barco para passear pelos canais. Meu único arrependimento foi não ter feito mais vezes! Dica para se aproveitar especialmente no verão.

Ande de *bike* até cansar

Tirar um dia para andar de *bike* por Amsterdam era uma atividade que eu reservava para todos os amigos que iam me visitar, dos menos dispostos aos mais atletas e todos sempre adoravam! É a melhor forma de conhecer os bairros, não só porque as bicicletas te levam a qualquer lugar, mas também porque é uma forma de **viver** a cidade como realmente deve ser **vivida**.

Coma!

Muita gente critica a simplicidade da gastronomia holandesa, mas foi em Amsterdam que eu aprendi a me relacionar melhor com a comida que escolho. As feiras vendem ingredientes de todas as partes do mundo a preços acessíveis e com qualidade **impressionante**. Eu gastava horas dos meus finais de semana escolhendo, criteriosamente, os ingredientes que compraria pra cozinhar durante a semana. Os restaurantes e bares são famosos pelos serviços e ambiente descontraídos. Recomendo, em especial, a torta de maçã do Winkel 43, a cerveja do Brouwerij't Ij (tome no bar original, ao lado do rio Ij!) e os queijos das casas especializadas do Jordaan.

Visite os parques

Raros são os dias em que os parques da cidade podem ser aproveitados, e por isso qualquer sol que apareça já é motivo para encher os mais famosos, como o central *Vondelpark* e hypado *Westerpark*. Recomendo para os que não se incomodam de visitar áreas mais distantes, o *Amsterdamse Bos*, um bosque gigante que, em minha opinião, traduz com exatidão o estilo de vida holandês.

Bristol

Rodrigo Brandão

Uma cidade um tanto quanto subestimada, mas incrivelmente maravilhosa quando se conhece a fundo.

Por que Bristol?

Essa era a pergunta que mais escutava ao longo do processo de seleção de meu intercâmbio. Por motivos pessoais, tinha uma certa fluidez, por assim dizer, quanto à minha escolha. Escolhi Bristol um tanto quanto por acaso, e não me informei o tanto que deveria sobre a cidade e a universidade antes de ir; arrisco dizer, contudo, que escolher sem a devida atenção foi a melhor coisa que eu já fiz em toda a minha vida. Bristol tinha um atrativo que me conquistou logo em uma pesquisa breve: era uma cidade de médio porte. Apesar de isso parecer irrelevante, deve ser levado muito a sério. Evitei grandes cidades como Londres, por exemplo, pelo simples fato de que havia morado minha vida toda em duas das maiores cidades brasileiras, e gostaria de vivenciar a cultura britânica em um ambiente mais controlado e menos caótico. Londres é incrível, não há dúvidas, mas apreciei como turista e não me arrependo disso. Bristol foi classificada como a Capital Europeia Verde de 2015, e a cidade possui muito mais a oferecer do que os olhos podem enxergar.

Como é a vida acadêmica?

Bristol possui duas universidades que podíamos escolher: a *University of Bristol* (UoB) e a *University of West of England* (UWE). Optei pela UoB como minha primeira opção e fico absurdamente honrado de ter frequentado tal lugar. A universidade tem uma classificação extremamente alta entre as melhores universidades da Inglaterra e Europa, e oferece um ótimo apoio a todos os tipos de alunos, sejam "locais" ou internacionais. Laboratórios de primeira linha, prédios incrivelmente bem mantidos, com bibliotecas atualizadas e salas de estudo espalhadas por todo o *campus*, professores com didática e dispostos a tratar cada aluno como seres humanos (e não somente como "mais um"); estes são alguns pontos que pude observar que me conquistaram pouco a pouco e que hoje afirmo que fazem falta em minha rotina. A avaliação e atribuição de notas é feita de maneira diferente do método brasileiro: há trabalhos contínuos ao longo do semestre que contabilizam para a nota final, e a avaliação acontece numa semana junto com outras avaliações, num esquema de "semana de provas". Estas são aplicadas como se fossem o nosso sistema de vestibular, e são muito mais justas a meu ver, posto que apenas os assuntos apresentados em sala são efetivamente requisitados na avaliação.

Como era morar em Bristol?

Morei, ao longo dos 11 meses, em uma acomodação da universidade com outros cinco brasileiros em meu apartamento. Dividíamos banheiros e cozinha, e a limpeza e manutenção destas áreas dependia de nós. Havia um serviço da universidade que realizava uma limpeza mais detalhada em um dia da semana, porém, os limpadores poderiam se negar a arrumar o apartamento caso não houvesse um prévio nível aceitável de limpeza. Apesar desse sistema focar, principalmente, nos estudantes britânicos (que geralmente habitam as acomodações da universidade durante o primeiro ano de suas faculdades para obterem certo grau de independência, visto que são todos muito novos), creio que isso estimulou, até certo ponto, nosso instinto de responsabilidade, posto que muitos dos intercambistas brasileiros que foram para Bristol nunca haviam morado sozinhos.

A cidade, como dito, era de médio porte, portanto, era possível cruzar de onde morávamos (próximo ao centro) ao grande ponto turístico da cidade (que será mais bem falado mais à frente) em aproximadamente 1 hora. O local onde habitava era próximo ao principal centro comercial, muito rico em diversidade de lojas e restaurantes.

Um ponto que eu realmente me impressionei foi o fato de o salário mínimo lá ser suficiente para que haja uma alimentação adequada. Digo tal coisa, porque as compras em mercado eram extremamente acessíveis e, com a grande variedade de redes de supermercados com diversas promoções, era possível economizar bastante nesse aspecto.

Os habitantes de Bristol certamente agradam a qualquer tipo de personalidade. São extremamente educados, atenciosos e possuem uma postura incrivelmente receptiva aos princípios da diversidade, seja ela qual for.

E quanto ao clima e opções de lazer? Eram compatíveis?

Bom, o clima, infelizmente, é aquele estereótipo que temos de clima britânico. Quando cheguei no outono pude notar que, aos poucos, era necessário cada vez mais outra camada de roupas por cima da que estava usando. No inverno, as temperaturas eram próximas a 0 (zero), o que era um pouco desafiador para um carioca como eu. Até mesmo na primavera e verão as temperaturas eram apenas amenas; raros foram os dias que passaram de 28 graus. Havia muita chuva e nuvens durante o outono e inverno, porém, no resto do ano, o sol rendia lindos dias nos diversos parques e bares da cidade.

Bristol possui vários tipos de atividades de lazer para agradar aos mais diversos gostos. A atração turística principal é a *Clifton Suspension Bridge*, uma enorme ponte suspensa com um penhasco por onde passa o Rio Avon. Tem uma visão incrível, com um lindo parque próximo a ela, que rendia lindos dias para piqueniques. Outra grande atração da cidade é o Festival de Balões, que acontece no mês de agosto; são 4 dias inteiros de uma enorme área feito um parque de diversões, tendo como principal atrativo a ascensão de diversos balões a gás, *show* de luzes e fogos de artifício.

Bristol ainda é cheia de cultura. Um dos principais artistas de rua, o Banksy, é natural de Bristol, e há diversas de suas pinturas espalhadas pelos prédios da cidade. Há diversos *shows*, saraus, sessões de cinema ao ar livre, a grande Parada LGBTQA+, diversos eventos sociais e muito mais.

Com relação ao público jovem, opções não faltam. Diversas casas noturnas oferecem noites estudantis, nas quais não se paga a taxa de entrada, e há opções para qualquer tipo de gosto musical: estas variam desde músicas acústicas a *shows* de eletrônicos e festas alternativas.

Acredito que Bristol seja para se visitar ou, efetivamente, residir, é uma ótima opção e deve ser parada obrigatória (ainda que ao acaso, como foi comigo) para qualquer pessoa que venha ao Reino Unido.

Dicas de Viagem: Cleveland

Ana Carolina do Amaral Henrique de Souza

Cleveland não costuma integrar a lista de cidades mais visitadas por turistas nos Estados Unidos. Apesar disso, a cidade famosa por suas importantes instituições acadêmicas possui diversas atrações para quem passar por lá!

Situada no estado de Ohio, ao sul do lago Erie, Cleveland conta com um importante time de basquete – o Cleveland Cavaliers – e é conhecida nacionalmente por seu inverno bastante rigoroso. Foram longos meses de neve sem fim, muitas camadas de casaco e disposição para enfrentar os -20°C entre o dormitório e as aulas da universidade onde fiquei, a *Case Western Reserve University*.

Moradia

Durante minha estadia de um ano nos Estados Unidos tive a oportunidade de morar em dois dos alojamentos estudantis da universidade. No primeiro semestre, compartilhei o quarto com uma estudante, também brasileira, em um apartamento no conjunto de prédios *The Triangle*. No coração do *University Circle*, os apartamentos são muito próximos aos prédios e instalações da universidade, bem como do comércio local, restaurantes e bares. O apartamento possuía dois quartos e era equipado com todos os eletrodomésticos, móveis e sistema de aquecimento. Ao me mudar, comprei utensílios domésticos básicos, como panelas, pratos e talheres, tudo a preços bastante atrativos em lojas de departamento como o *Wallmart e Target* – ambos presentes em Cleveland. No segundo semestre, me mudei para uma nova moradia estudantil, chamada *The Village at 115*. Destinado aos estudantes de graduação e pós-graduação, o *Village* – como o chamávamos – consistia em um complexo de sete "casas" ou *houses*, com inúmeros apartamentos de variados números de quartos individuais. Além dos apartamentos amplos e mobiliados, havia salas de estudo e convivência, bem como lavanderias e salas de TV para os estudantes. A experiência de moradia durante o intercâmbio foi absolutamente incrível e em ambos os locais tive a oportunidade de conhecer outros alunos de nacionalidades diversas e conviver com intercambistas também do Ciência sem Fronteiras.

Transporte

Cleveland dispõe de metrô, diversas linhas de ônibus e do chamado *HealthLine*, um ônibus articulado que une o *University Circle* e o centro da cidade, chamado de *Downtown*. O metrô de Cleveland é bastante antigo e, em minha opinião, não é uma boa opção para a maioria dos deslocamentos, visto que os pontos de parada são distantes das coisas mais importantes. Apesar disso, o metrô é bastante útil para ir até o aeroporto internacional por um preço bem mais acessível do que o táxi!

Segurança

Desde minha chegada a Cleveland recebi inúmeros avisos e recomendações de colegas locais sobre como deveria tomar cuidado ao andar pela cidade. De fato, Cleveland é uma cidade marcada pela segregação social, com áreas bastante perigosas e com altos índices de violência comparado a outras cidades dos EUA. Desta forma, é importante estar atento aos arredores e evitar andar sozinho em lugares ermos à noite, por exemplo.

Clima

Devido à sua localização no norte dos Estados Unidos, o inverno de Cleveland é bastante rigoroso, com temperaturas que podem chegar a -25°C. Como cheguei à cidade em agosto, pude aproveitar o clima ameno do outono e acredito ser essa a melhor época para se visitar a cidade, ainda sem neve ou chuvas. No inverno, é importante contar com casacos e botas impermeáveis, luvas e roupas térmicas.

Custo de vida e alimentação

O custo de vida em Cleveland era relativamente baixo, dado o fato de que nós, alunos do Ciência sem Fronteitas, tínhamos alimentação e moradia inclusos em nosso programa e, portanto, não arcávamos com essas despesas principais. O *meal plan* era um plano de alimentação que nos oferecia três refeições diárias nos restaurantes da universidade, além de *snacks* e pequenos lanches disponíveis pelo *campus* e das refeições principais. A bolsa de 300 dólares era suficiente para arcar com os gastos extras que, porventura, tivéssemos – material escolar, livros ou itens de uso pessoal para o frio, por exemplo.

Compras

No perímetro da universidade o principal mercado é o *Constantino's Market*. Nele os estudantes podem encontrar desde frutas e vegetais frescos até itens de higiene pessoal. Apesar da proximidade e comodidade, o Constantino, definitivamente, não oferecia os melhores preços e para economizar nossos preciosos dólares era necessário se deslocar até pontos mais distantes da cidade. Supermercados famosos nos EUA, como o *Target* e o *Walmart* estão presentes em Cleveland, com uma diversidade incrível de itens e preços mais acessíveis. Entretanto, para se chegar até eles é necessário alugar um carro ou ir de ônibus. Cleveland também conta com um *outlet*, chamado *Aurora Farms Premium Outlets*, localizado em Aurora, uma cidade próxima. Apesar de um pouco mais distante, definitivamente, vale a visita!

Pontos turísticos

Museu de Arte de Cleveland

O museu está localizado no perímetro da universidade, o *University Circle,* e conta com ampla coleção permanente além de exposições transitórias. O átrio principal, com seu teto de vidro, permite a entrada da luz natural e não deixa nada a desejar aos famosos museus de arte europeus.

Quicken Loans Arena

A arena está localizada no centro da cidade, em *Downtown*, e recebe os jogos do time de basquete da cidade, o Cleveland Cavaliers. Os jogos de basquete da NBA são um espetáculo a parte e merecem ser vistos por todos que visitam a cidade. Além do basquete, a arena sedia também *shows* de música, jogos de hóquei no gelo, patinação e outros espetáculos como o famoso *Disney on Ice*, ao qual tive a felicidade de assistir. A melhor maneira de se chegar ao estádio saindo do *University Circle* é por ônibus *HealthLine*, cuja parada final é bem próxima à arena.

Lake View Cemetery

O cemitério de Cleveland é nacionalmente famoso por abrigar importantes famílias dos Estados Unidos e mesmo se tratando de um cemitério, vale a visita. Projetado de maneira ampla, *Lake View* é muito arborizado e possui, inclusive, visitas guiadas que podem ser agendadas previamente.

Rock and Roll House of Fame

O *Rock and Roll House of Fame* é um dos mais importantes pontos turísticos da cidade e conta a história de artistas e personalidades ligadas à indústria do *rock* e do pop. A arquitetura externa do museu chama a atenção por sua modernidade e beleza. Como se localiza às margens do lago Erie, é importante lembrar de levar um casaco para a visita, pois o vento é congelante!

Dicas sobre Londres

Leonardo Outes Amigo

Telefonia

Em relação à telefonia celular, existem algumas operadoras britânicas que oferecem diversos pacotes diferentes, variáveis de acordo com a época, assim, é claro, como no Brasil. No geral, os planos de telefonia em solo britânico têm preços acessíveis e oferecem alguns pacotes bem vantajosos, com uma qualidade e cobertura de sinal excelentes de internet 3G e 4G, a uma velocidade muito rápida.

Uma operadora que oferece planos muito bons é a *Three*, mas existem outras também muito populares, como a *Orange* e a *Giffgaff*. Os *chips* das operadoras de telefonia podem ser comprados nas lojas físicas das mesmas, bancas e livrarias, ou até mesmo no aeroporto. Diferentemente do Brasil, entretanto, em geral, cada *chip* já vem com um plano específico pré-pago embutido, portanto, o ideal é pesquisar de antemão os planos e averiguar qual o mais vantajoso para si antes de comprá-lo. Isso não impede, no entanto, que se migre posteriormente de um plano para o outro com o mesmo *chip*.

Durante meu ano de intercâmbio escolhi o plano pré-pago "*All in one* 15" da *Three*, que consistia em um pacote de internet 4G ilimitada, 3.000 mensagens e 300 minutos de ligação por 15 libras ao mês. Recentemente, porém, o valor desse plano foi reajustado para 25 libras mensais. Existem outros planos que, eventualmente, possam custar menos, dependendo da necessidade de consumo que se tem. Nesse sentido, outro plano de uso muito recorrente é o "*Pay-as-you-go*", que funciona equivalentemente à maioria dos planos pré-pagos no Brasil. Além desse, há outros planos de preços variáveis, como o "*All in one* 20" e o "*All in one* 10", cada um com especificações e preços diferentes.

Vale ressaltar, todavia, que considerando que a cobertura de rede da operadora abrange toda a extensão territorial do Reino Unido e grande parte dos outros países do continente europeu (existe uma lista no *site* das operadoras informando em quais países há cobertura), o plano de internet ilimitada e o *All in one* 20 se mostram bastante vantajosos no caso de viagens programadas para fora do território britânico durante o tempo de permanência. Nesse caso, não há cobranças extras, por não ser necessário o pagamento de taxas pela ativação do *roaming*, diferentemente do plano *Pay-as-you-go*, em que o uso do *roaming* não oferece muita vantagem por ser muito mais caro do que a taxa normal de consumo em solo britânico.

Dicas de moradia/*sites* ou *app* de aluguel

No que tange à moradia, os aluguéis são, sem dúvida, a maior despesa que se tem durante uma estadia em Londres. Em termos de território, a cidade de Londres é dividida em 6 zonas principais (zonas 1 a 6). Quanto mais próximo do centro, menor o número da zona, sendo zona 1 a própria região mais central da cidade e zona 6 a área mais afastada dele. Naturalmente, embora com algumas eventuais exceções, quanto mais próximo do centro, mais caro tende a ser o preço do aluguel de um imóvel ou quarto.

Morar na periferia, no entanto, não necessariamente significa gastar muito mais com transporte, nem perder muito tempo no percurso para locais mais centrais. No meu caso, passei meu ano de intercâmbio morando no *Harrow Hall of Residence*, um *hall* estudantil situado na zona 4, limítrofe com a zona 5, imediatamente ao lado da área bucólica do *Northwick Park*. A exato meio minuto de distância do alojamento há uma estação de metrô, a *Northwick Park Station*, situada a 5 estações de distância de *Baker Street Station* (região central da cidade), em um percurso de 20 minutos sem necessidade de baldeação. Em outras palavras, deve-se levar em consideração não só a localização do imóvel, mas também outros fatores como facilidade de acesso a transporte, possíveis trajetos e tempo de deslocamento, que não necessariamente é proporcional à distância do percurso até o centro, dada a grande quantidade de linhas de metrô e de ônibus.

Uma das melhores ferramentas para pesquisar e comparar preços de estadias é o AirBnb, além de *sites* bastante úteis como o *HostelWorld* e o *Booking*.

Vale ressaltar que durante os meses do verão, quando não há aula e a maior parte dos estudantes alojados em *Halls* estudantis retornam para suas casas (pois é quando, geralmente, os contratos de locação terminam), muitas universidades oferecem os *flats* vagos para locação.

Uma vantagem de alugar esse tipo de espaço é que geralmente os *Halls* estudantis são bem próximos de estações de metrô e têm algumas facilidades de serviços embutidas, como possibilidade de uso de máquinas de lavar e secadores de roupa, aspiradores de pó e outros utensílios que geralmente estão disponíveis aos estudantes durante o ano letivo e que nem sempre são feitos disponíveis em hotéis, *hostels* e *flats* do Airbnb. Outra vantagem é a presença da própria recepção/secretaria do *hall* (a do *Harrow Hall*, por exemplo, funciona 24 horas) disponíveis para fornecer informações aos locatários de verão, o que, por exemplo, não é uma realidade do AirBnb, no geral.

Transporte

Um dos maiores desafios de qualquer pessoa que nunca esteve em Londres quando chega à cidade é entender, em um primeiro momento, a logística das linhas de metrô, que é o principal meio de transporte utilizado na capital inglesa. Além do metrô, a cidade também conta com uma numerosa frota de uma eficiente rede de ônibus.

A cidade de Londres é interconectada por 270 estações de metrô, que conta com 11 linhas principais, além da *Docklands Light Railway* (DRL, uma rede modificada de metrô) e uma rede ferroviária local interconectada. Dessa última, inclusive, partem linhas de trem que se destinam a diversas cidades da Grã-Bretanha e algumas outras capitais europeias por meio do Eurotúnel, através do Canal da Mancha, como Bruxelas e Paris.

Cada linha de metrô possui um estilo único, com velocidade, formato de vagão e estrutura e decoração internas próprios de cada uma. Nesse mesmo sentido, cada estação de metrô na cidade de Londres possui um *design* diferente, com peculiaridades de decoração geralmente associadas às características históricas, geográficas ou estilísticas próprias da localização em questão.

Existem aplicativos muito bons que facilitam o deslocamento dentro da cidade. O principal deles é o *Citymapper*, um aplicativo que conecta informações de todas as redes de transporte da cidade, fornecendo todas as melhores alternativas de trajeto. Ele ainda integra informações relativas a quando alguma das linhas está total ou parcialmente inativada ou quando alguma estação do trajeto está bloqueada por eventuais manutenções, oferecendo rotas alternativas. Além disso, esse aplicativo não só funciona para Londres, com também para algumas outras cidades dentro do próprio Reino Unido, e várias outras regiões dentro e fora do continente europeu.

Além desse, existe ainda o próprio aplicativo do TfL, empresa gerenciadora do metrô, que informa as melhores rotas de baldeação possíveis no trajeto, quando informada a estação de origem e a de destino. Recentemente a TfL inaugurou o *Night tube*, de maneira que algumas linhas do metrô passaram a funcionar 24 horas durante os finais de semana.

Vale ressaltar que para utilizar qualquer meio de transporte dentro da cidade é obrigatório o uso do cartão Oyster. Ele pode ser comprado e recarregado em postos de recarga presentes em todas as estações e deve ser encostado no leitor do portão da catraca tanto ao entrar na estação de origem (*touch in*) quanto ao sair na estação de destino (*touch out*), uma vez que o cálculo da tarifa é variável e leva em conta a distância entre os locais. É importante não esquecer de encostar o cartão na saída, pois caso não seja registrado o local de saída de qualquer viagem percorrida, é cobrada uma multa que é descontada no próprio cartão, no valor da maior tarifa que se pode ser cobrada.

Cada distância de percurso tem um valor tabelado e, quanto maior a distância, maior a tarifa, de modo que o percurso zona 1 para zona 2 é mais barato que da zona 1 para 3 e assim por diante. Os valores das tarifas também variam de acordo com o horário em que se entra na estação: horários de pico (de 6h30 a 9h30 e de 16h a 9h, durante dias úteis) configuram tarifas bem mais altas do que no horário fora do pico. É importante ressaltar que as tarifas de ônibus são fixas, independentemente do horário de uso e da distância entre as zonas percorridas. Inclusive, recentemente, foi habilitada uma nova política do Oyster que consiste na possibilidade de ser cobrada apenas uma tarifa de ônibus quando da utilização de 2 ônibus consecutivos, caso o *touch in* entre o primeiro e o segundo esteja dentro do prazo de 1 hora, de maneira similar ao que acontece no Rio de Janeiro com o cartão Bilhete Único.

Além disso, os valores das tarifas são alterados dependendo do tipo de plano que se escolhe habilitar para o Oyster. Existe a opção *pay as you go*, em que se efetua uma recarga no cartão e dela vão ser descontados os valores das tarifas conforme o uso, e existem também outras opções, como os planos diários, semanal, mensal e anual. Nesses, paga-se um valor fixo e tem-se o direito de utilizar, ilimitadamente, todos os transportes públicos dentro da cidade pelo tempo referente ao plano, independentemente de estar dentro ou fora do horário de pico. Tais planos podem ser vantajosos a depender da frequência e do horário que se pretende utilizar os transportes de metrô e ônibus. Uma forma de economizar no *pay as you go*, como muitos moradores da cidade fazem, é se programar para pegar viagens fora do horário do pico ou utilizar ônibus com mais frequência.

Vale ressaltar que estudantes de Londres têm direito de aplicar para um Oyster estudantil, que garante 30% de desconto em planos semanais, mensais ou anuais.

Além disso, a depender do tempo de estadia, pode ser vantajoso comprar um cartão *National Railcard*, que além de garantir desconto de 34% nas tarifas *pay as you go* fora do horário de pico no metrô, também fornece valores diferenciados com descontos em viagens de trem, bastante útil para pessoas que pretendem viajar de trem para outras cidades dentro do Reino Unido. Os valores desse cartão variam de acordo com o tipo de plano (pessoas entre 16 a 25 anos, estudante, idoso, plano para duas pessoas, plano para a família etc.) e da duração do mesmo (duração de 1 ano ou 3 anos). É uma opção que pode-se mostrar vantajosa para pessoas que planejam uma estadia prolongada, mas não oferece vantagem para turistas ou visitantes em viagens curtas à capital inglesa.

Alimentação/supermercado

Assim como moradia e transporte, comida é um item de custo bastante elevado em Londres. Como comer em restaurantes é, invariavelmente, bastante caro, uma alternativa que tanto turistas quanto moradores da cidade encontram para economizar nesse aspecto é fazer compras nos supermercados e cozinhar a própria comida. De um lado, supermercados como Tesco, ASDA e Sainsbury's geralmente possuem preços mais em conta, mais ou menos similares entre si. Além das marcas corriqueiras de produtos, cada supermercado geralmente produz e fornece também produtos da própria marca, geralmente mais básicos e com preços bem menores do que os demais produtos da loja. Por outro lado, há opções um pouco mais caras como Marks & Spencer e Waitrose. Além disso, há alguns outros, como a Lidl, que fornecem opções mais exóticas, com produtos não tão facilmente encontrados em outras companhias, muitos vindo de outros países. Vale ressaltar que, de todas, essa última é a única rede de supermercados que cobra pela sacola plástica utilizada, sendo, portanto, economicamente mais vantajoso – e também ecologicamente, é claro – levar a própria sacola reciclável.

Dois restaurantes que merecem destaque são a pizzaria Franco Manca e o restaurante de comida italiana Vapiano, ambos situados no bairro do Soho, no centro. São restaurantes pouco conhecidos por quem não mora na cidade (e até mesmo por muitos que moram), mas que deveriam ser paradas obrigatórias para qualquer um que coloque os pés em terras londrinas.

Assistência médica

Para todos aqueles que possuem cidadania europeia ou qualquer tipo de visto britânico ou europeu, pelo menos até o presente momento, é fornecida cobertura assistencial pelo NHS (*National Health System*), que consiste no sistema de saúde público (e principal) do Reino Unido. Ele é extremamente eficiente e cumpre sua proposta assistencial, embora não seja isento de falhas. Das quatro vezes que precisei utilizar serviços médicos, utilizei o sistema público e fui adequadamente atendido em todas elas. Não precisei acionar o seguro de saúde que havia contratado.

Para todos os demais cidadãos que não se encontram nessa categoria, principalmente turistas, muito julgam vantajoso contratar assistência de seguradoras durante o tempo de permanência em terras britânicas/europeias. Uma seguradora brasileira muito popular é a Porto Seguro, que oferece diversos planos diferentes, a depender da necessidade de cada um, conforme tempo e alcance da cobertura requisitada. Uma outra companhia muito famosa, apesar de mais cara, é a *World Nomads Insurance*. Vale ressaltar que essa última é uma das poucas companhias que fornecem cobertura de seguro para acidentes em esportes radicais.

Passagens

No que diz respeito a passagens entre Brasil e Inglaterra, as companhias que promovem trechos mais frequentes e a preços mais acessíveis são a LATAM, a TAP e a *British Airways*. Os trechos entre o aeroporto de Guarulhos e o *Heathrow airport* (aeroporto de desembarque da maior parte dos percursos oriundos do Brasil, por tais companhias) duram, aproximadamente, 10 a 11 horas. Do próprio aeroporto de *Heathrow* partem conexões do metrô, tornando prontamente acessível o acesso a quaisquer pontos da cidade, apesar do trajeto demorado e das eventuais baldeações necessárias, pelo fato de tal aeroporto ser bastante afastado do centro urbano.

Em relação a trajetos entre cidades dentro do próprio continente europeu, existem diversas opções de transporte, dependendo da distância entre a cidade de origem e a de destino. Para trajetos dentro do próprio Reino Unido, geralmente trens são mais vantajosos, enquanto que trajetos de Londres para outras capitais europeias são feitos, majoritariamente, por avião ou trem, embora longos (porém muito baratos) trajetos de percurso via ônibus ainda sejam uma possibilidade para algumas poucas cidades, como Paris ou Amsterdam. Há aplicativos muito bons que coletam e comparam trechos e valores de todos os meios de transporte que podem ser utilizados em um trajeto entre duas cidades, sendo eles, principalmente, o *GoEuro* e o *Skyscanner*.

Existem algumas companhias *low-cost* bastante populares, principalmente entre jovens e estudantes europeus, que promovem trechos a preços muito acessíveis, em sua maioria, como a *Ryanair* e a Easyjet, que fornecem voos para a maior parte das capitais europeias e algumas cidades fora do continente europeu. Tais companhias utilizam os três aeroportos mais afastados da região metropolitana de Londres, sendo eles o *Gatwick Airport*, o *Luthon Airport* e o *Stansted Airport*. Por serem muito distantes do centro da capital, não há alcance do próprio metrô a tais terminais, sendo necessário outro tipo de traslado, o que agrega um pouco mais de custo e tempo a qualquer viagem feita por tais aeroportos. Nesse caso, o traslado pode ser feito via trem ou ônibus. Vale ressaltar que as tarifas desse serviço são variáveis, sendo cobrados valores expressivamente menores caso o serviço seja comprado antecipadamente pela *internet*, em *sites* de companhias como *Easybus*, *National Express* e *National Rail*. Há ainda outras companhias que geralmente oferecem passagens a custos mais elevados, como a *Swiss Airlines* e a *Norwegian Airlines* – ambas tendo acesso a outros aeroportos na cidade, como o *London City Airport*, na região central da capital, de onde, é claro, não se faz necessário adquirir serviço de traslado.

Um ponto importante a ser ressaltado é a quantidade de bagagem que pode ser carregada em voos geridos por tais companhias aéreas. Em geral, só é permitido carregar um único volume de bagagem de mão, com dimensões previamente especificadas, mas geralmente pequeno. Cada companhia tem suas especificações próprias, sendo necessário, portanto, averiguá-las previamente à data de partida. Despachos de bagagens são pagos e geralmente caros.

Em termos de viagens curtas vale destacar dois destinos incríveis, embora infelizmente não tão conhecidos entre estrangeiros, dentro da própria Grã-Bretanha: o *Lake District National Park* e *Stratford Upon Avon*. Eles ficam a poucas horas de trem de Londres e são trechos frequentemente muito baratos, sobretudo se agendados com antecedência no *site* da *National Rail*.

O chamado *Lake District National Park* é um dos parques nacionais do Reino Unido, situado a noroeste, em uma das raras regiões montanhosas da Inglaterra. A região é dotada de vastos lagos, montanhas, parques naturais e bosques, destino de inúmeros fotógrafos, artistas e amantes da natureza. É um destino excelente para quem gosta de caminhadas, trilhas, acampamentos e paisagens incríveis, ou até mesmo para quem só quer passar um final de semana calmo com a família em um lugar silencioso e em paz.

Stratford Upon Avon, por outro lado, é uma cidade pequena e histórica, destino frequente de amantes de Shakespeare. Por ser cidade onde o escritor morou durante grande parte de sua vida, o lugar transpira história e poesia. Todos os principais locais na cidade da vida de Shakespeare foram preservados e revitalizados e hoje são abertos à visitação, tendo sido transformados em museus, incluindo casas onde ele nasceu e morou, além de inúmeros outros monumentos ligados a ele e sua vida enquanto escritor e poeta. Diversos funcionários fielmente caracterizados como ingleses do século 16 integram o elenco dessas exposições, interagindo e participando ativamente das mesmas, com direito a *performances* literárias e teatrais.

Lazer

A primeira coisa que geralmente vem à mente quando se pensa na capital londrina são os pontos turísticos clássicos, como *London Eye*, *Big Ben*, o parlamento e o museu de cera Madame Tussauds. O que nem todo mundo sabe, no entanto, é que existe uma infinidade de possibilidades de programas de passeio e lazer na cidade, de todos os tipos e para todos os gostos, grande parte delas gratuitas.

Para começar, os parques são um ponto central na vida de todos que moram ou visitam a cidade. Espalhados por toda capital, existem inúmeros parques, cada um com suas particularidades de tamanho, localização, tipos de fauna e flora. Existem alguns, no entanto, que merecem destaque, sendo eles o *Hyde Park*, o *Holland Park*, o *Greenwich Park*, o *Richmond Park* e o *Primrose Hill*.

O *Hyde Park* é um dos maiores e o principal parque de Londres, situado na região mais central da cidade. Durante o final do outono e parte do inverno, é sede do famoso *Hyde Park Winter Wonderland*, um grande parque de diversões que é instalado no centro dessa área verde, recebendo diversos mercados de rua natalinos, estandes de jogos, comidas, rinque de patinação no gelo, montanhas russas e grandes maquinários de diversão. É um dos marcos mais importantes das festividades de final de ano em Londres.

O *Holland Park* é um parque situado no bairro de *Notting Hill*, uma das regiões mais nobres da cidade. É um parque menor, mas muito charmoso. Conta com um famoso e curioso pequeno jardim decorado com temática japonesa em seu centro. O parque possui alguns animais um pouco incomuns para o contexto do grande espaço urbano à volta, como grandes pavões e carpas.

O *Greenwich Park*, por sua vez, é um grande parque que conta com o Observatório Real de Greenwich, sendo ele o escritório central de pesquisas do Meridiano, aberto à exposição, tendo ilustrado em um muro da construção o famoso ponto de referência indicativo da travessia do virtual meridiano de Greenwich. Uma consideração interessante sobre a localização desse parque é a proximidade com o teleférico de Londres, o *Emirates Air Line*, que liga as *Royal Docks* e a Greenwich Península, um percurso que atravessa o rio Tâmisa e permite a visualização de toda a cidade vista de cima, sendo esse trajeto integrado à própria rede de metrô.

O *Richmond Park* é o maior parque de Londres e o mais distante do centro da cidade. Diferente de todos os demais parques da capital britânica, sua fauna e flora mais lembram uma savana, com formação vegetal baixa predominantemente de gramíneas e subarbustos, pequenas árvores espalhadas e grandes animais, como alces e veados, que se movimentam livremente no ambiente. Durante uma época do ano ocorre o nascimento dos filhotes, de maneira que a paisagem fica tomada por visões de pequenos filhotes de alces e veados.

Já o *Primrose Hill*, na minha opinião, é o melhor parque de todos e é visita obrigatória a qualquer um que passe pelo menos um dia na capital. É um parque de dimensões menores, com um relevo de centro elevado, sendo ele o ponto mais alto de Londres, com vista para todo o horizonte da cidade. A partir desse parque, à noite, sob o céu não infrequentemente estrelado, é possível a visualização de todas as luzes e os contornos do horizonte da cidade.

Multicultural e cosmopolita, ocorrem constantemente em Londres inúmeros eventos espalhados pela cidade. Desde festivais de cultura japonesa até a *Gay pride*, passando pela guerra de travesseiro coletiva na *Trafalgar Square*, o *Brazilian day*, festas e eventos de *Halloween*, mercados finlandeses de natal e a apresentação anual do coro de natal nacional norueguês em plena praça pública; muitos eventos você apenas descobre quando já acabaram. Sendo assim, uma dica importante é estar sempre atento a alguns ótimos aplicativos de eventos e festivais, como o Dojo, o *Hidden London* e o *TimeOut London*.

Um evento que merece destaque é o *Bonfire Night*, também conhecido como noite dos fogos de artifício ou noite de *Guy Fawkes*. Trata-se de uma tradição britânica que remonta ao *GunPowder Plot* de 1605, quando um conspirador católico chamado *Guy Fawkes* tentou explodir as casas do parlamento e do Rei James I. O aniversário da prisão de *Guy Fawkes* no dia 5 de novembro é celebrado todo ano, com fogueiras, fogos de artifício e *shows* pirotécnicos incríveis, espalhados por diversos pontos de Londres. É, tradicionalmente, um evento de entretenimento na cidade, com muita música, comida e bebida.

Para aqueles que gostam de musicais e teatro, Londres é, sem dúvida, um lugar cheio de possibilidades. Afastados pelas frequentemente caras entradas dos musicais, o que muitos não sabem é que, em diversos teatros, uma hora antes do início de qualquer musical ou peça é feito um sorteio que distribui descontos em diversos ingressos, que saem a preços muito reduzidos.

Da mesma forma, poucos sabem, mas existe um *site* chamado *ApplauseStore* que sorteia entradas para as gravações de todos os programas de plateia da rede de programas da BBC. São distribuídos ingressos para a gravação de inúmeros programas, alguns famosos e outros nem tanto, nos diversos estúdios da BBC espalhados pela cidade, incluindo até mesmo entradas para a final do *The X Factor*, no famoso *Wembley Stadium*.

Existem alguns locais da cidade que são pouco conhecidos entre turistas, mas que valem muito a pena serem visitados:

- No bairro de *Whitechapel*, são feitos, regularmente, *tours* guiados contando a história de Jack, o estripador, seguindo o percurso dos locais onde ele assassinou suas vítimas.
- Existe uma pequena região muito bonita na capital que é repleta de pequenos canais e gôndolas, chamada *Little Venice*.
- Um local um pouco mais afastado do centro, mas que vale a visita é o parque olímpico de *Stratford*, que sediou os jogos olímpicos de 2012. Ao lado dele há o *Westfield Stratford*, um dos maiores *shoppings* da Europa.
- Uma região muito famosa e que vale a visita de todos que por alguma razão vão à cidade é a alternativa Camden, que era o bairro conhecidamente favorito de Amy Whinehouse e onde muito frequentemente ela passava seus dias. Lá existem alguns grandes mercados de rua com muitas roupas, sapatos, fantasias, itens alternativos de todos os estilos e muita comida diferente.

Uma dica valiosa para quem gosta de conhecer a história da cidade são os diversos aplicativos de *tours* autoguiados, que sincronizam com o GPS do celular e sinalizam rotas com áudios explicativos da história de diversos bairros dentro da cidade, indicando os principais pontos de cada lugar, com muitas dicas e detalhes históricos.

Vale ressaltar que existem grandes museus na capital britânica, como o museu de história natural, o *British Museum*, o *Tate Modern* e o *National Portrait Gallery*, todos gratuitos, assim como a *British Library*, uma imensa biblioteca pública, construção-referência em qualidade arquitetônica, de *design* e, é claro, de acervo literário.

Dicas de Nova York e Estados Unidos

Amalia Pinguello

No caso do programa Ciência sem Fronteiras, há grupos no *Facebook* organizados por outras pessoas com interesse em participar ou que já participaram. Lá há várias informações muito valiosas, desde documentos necessários para a candidatura à vaga ao intercâmbio, até itens de viagem.

Penso que ajuda pesquisar um pouco sobre transporte público da cidade para a qual você vai. Chegar a um lugar já tendo uma ideia de como o transporte público funciona e as rotas mais importantes facilita bastante no começo.

Tenha um bom controle do seu orçamento antes e durante o intercâmbio. É fácil ser seduzido pelas promoções e preços baixos de alguns produtos comparado com o Brasil. Ter foco e saber o que realmente é necessário é uma virtude muito importante para um intercambista. Procure conhecer os lugares com os melhores preços antes de sair gastando a metade da bolsa na primeira semana.

Assim que sair sua carta de aceite com a sua universidade estrangeira, entre em contato com o responsável pelo seu intercâmbio na faculdade estrangeira. Geralmente, é necessário o envio de vários documentos, incluindo carteira de vacinação em dia.

Se for viajar para os EUA e quiser se locomover dentro do país pagando pouco, uma dica é o *Megabus*. É um serviço de ônibus bem barato. Para ter uma ideia, viajei de Nova York para a Filadélfia (cerca de 150 km de distância) pagando 5 dólares por trecho.

Em Nova York há vários programas gratuitos e lugares para se visitar. Sugiro procurar antes de viajar, coisas para se fazer. Há vários lugares muito legais que poucas pessoas conhecem. Por exemplo, há um barco gratuito que passa muito próximo à Estátua da Liberdade em direção à uma ilha vizinha. Este é um passeio legal para quem não deseja pagar para ir à estátua. Outra opção interessante é que nos dias de verão há, no Píer 26, caiaques gratuitos para empréstimo.

Nos Estados Unidos, cada estado tem uma legislação própria. Não digo que seja necessário ler toda a legislação do estado para qual for, mas, por exemplo, em Nova York é proibido o consumo de bebida alcoólica em ambiente público. Então mesmo um *picnic* com amigos em um parque público pode terminar em problemas com a polícia caso haja bebidas alcoólicas.

Para comprar alimentos em Nova York, o melhor lugar na minha opinião é o *Trader Joe's*. É uma rede de supermercado muito bacana com produtos em sua maioria natural, por exemplo, não vende refrigerante. Os produtos são de qualidade e o preço é muito bom.

Estude um pouco unidades de medida nos EUA. Todas as medidas são diferentes lá. Distância, volume, peso, tamanho de roupa e sapatos. Tentar converter pode tornar as coisas ainda mais confusas. O que fiz foi aprender as coisas nas unidades usadas nos EUA. Sem comparar com o sistema de medidas e unidades usado aqui.

Nos EUA, não chame alguém mais velho (ou até mesmo da mesma idade) que você acabou de conhecer ou que irá prestar algum tipo de serviço, pelo primeiro nome. Use o pronome de tratamento acompanhado do sobrenome da pessoa.

Dicas para Quem Vai Visitar Sydney

Luiza Toledo

A cidade de Sydney, localizada no estado de *New South Wales*, ao leste da Austrália, é um lugar vivo, seguro e possui muitas opções de lazer!

1. Para os estudantes e mochileiros, que possuem um orçamento mais apertado, um passeio imperdível e gratuito é a caminhada pelo **Sydney Harbour**. O charmoso porto possui um recorte que fornece diferentes ângulos para observar o **Opera House** e tirar magníficas fotos. A caminhada inclui o melhor ângulo, chamado de **Mrs. Macquarie Point** e também passa pelo imenso **Royal Botanic Gardens**, onde é possível sentar e relaxar na grama, observando a centímetros de distância os pássaros típicos de lá, como *Cockatoos* e *Lorikeets*. A **Harbour Bridge**, que liga o centro ao *North Shore*, também compõem a linda paisagem.
2. A visita ao *Opera House* também pode ser interna. Vale a pena conferir a agenda de espetáculos da casa para se ter acesso à incrível estrutura que só se vê por dentro.
3. O ponto turístico mais famoso de Sydney (*Opera House*) também pode ser observado do *Ferry*, durante o **pôr do sol** e à noite, proporcionando uma experiência completamente diferente.
4. Sydney possui inúmeras praias. Você não pode perder a **trilha na costa**, que liga a **praia de Bondi à praia de Coogee**. São aproximadamente 2 horas de caminhada, em uma trilha segura, que possui escadas e corrimão, permitindo que mesmo pessoas sem experiência em trilhas possam usufruir. Você pode ir parando pelas pequenas praias que surgem no caminho, como Tamarama e Bronte para dar um mergulho. A cor da água é linda e todas as praias são próprias para banho.
5. **Churrasco na praia:** australianos amam *barbecue*. Bem diferente do variado churrasco brasileiro, com todos os tipos de carne, eles

utilizam apenas salsichas com acompanhamentos diversos. Você encontrará churrasqueiras elétricas disponíveis para uso nos gramados adjacentes à praia, gratuitas, e pode juntar os amigos para um churrasco de domingo. Fique atento às regras de consumo de álcool no local, visto que Sydney possui áreas específicas onde é permitido consumir bebidas alcoólicas.

6. **Manly:** ainda no clima de praia, é interessante pegar o *Ferry* no porto de Sydney e ir até Manly. Esse bairro possui praias maravilhosas e uma outra atmosfera. O passeio de *Ferry* dura aproximadamente 35 minutos e a vista é imperdível.
7. *The University of Sydney:* não deixe de visitar a universidade. A arquitetura dos prédios é simplesmente incrível, lembrando castelos medievais. O *campus* fica localizado no centro da cidade, sendo muito fácil chegar até lá a pé partindo da estação de trem de Redfern.
8. **Mercados:** fazer compras em Sydney é no **Coles** ou no **Woolworths**. Essas duas redes de supermercados estão espalhadas por cada esquina da cidade e possuem os melhores preços, as melhores promoções e ótima qualidade. Compre produtos da marca da casa para economizar ainda mais. A qualidade se mantém. Há também o **Aldi**, que é ainda mais barato, entretanto, perde-se um pouco em qualidade e não é uma rede tão disponível assim.
9. **Chinatown:** revelando sua característica multicultural, Sydney possui um centro cultural chinês, adjacente ao *Darling Harbour*, onde é possível chegar caminhando do centro. Lá você encontra refeições superbaratas e deliciosas.
10. **Newtown:** este bairro, localizado a 15 minutos a pé do centro de Sydney, em uma área de subúrbios chamada *Inner West*, é um ótima opção para: *pubs*, bares, restaurantes e moradia. Como quase todo lugar em Sydney, possui uma estação de trem, sendo de fácil acesso. É um local mais alternativo da cidade, onde a vida noturna é bastante movimentada. O local possui também muitas vendas de rua, com livros e roupas baratas.
11. *Markets:* é muito comum a realização de feiras de rua. Não perca o *Glebe Markets* (no bairro de Glebe), onde você encontra roupas baratas. Há também gastronomia e música. Não perca o *Marrickville Markets*, uma feira orgânica onde se pode provar de tudo.

12. **Kmart:** loja de departamentos mais famosa de lá, onde se encontra de tudo por um preço acessível. Possui muitas filiais em diversos pontos da cidade.
13. **Gastronomia:** a Austrália não possui uma comida típica de lá. O mais perto que encontramos para chamar de "comida Australiana" é o famoso *Fish and Chips*. Lá em Sydney, você é apresentado à culinária do mundo. Dois tipos muito presentes são: comida mexicana (confira Guzman and Gomez e Mad Mex) e chinesa (não deixe de comer *Dumplings* no *Chinatown*). Coma Kebabs no pós-*night* e experimente um *barbecue* australiano na praia. Confira o *chicken burguer* no bairro português de Petersham e o *burguer* tradicional no Mary's em *Newtown*. Lá em *Newtown* você pode fazer sua refeição no *Camperdown* Park, sentado na grama, como todo australiano curte fazer.
14. **Transporte:** é muito comum o uso de bicicletas lá, entretanto, a malha de ciclovias ainda é pobre. Não se arrisque se você não é acostumado à dinâmica do trânsito (lembre-se da mão inglesa) e é proibido andar de bicicletas na calçada. Baixe o aplicativo *Trip View* para descobrir o trem ou o ônibus certo para a sua rota. O aplicativo possui versão gratuita e funciona muito bem, apresentando horários confiáveis. As passagens variam de preço de acordo com a distância. Para não se confundir, é só adquirir um *Opal Card* em uma *Newsagency* ou em algumas estações de trem e ir carregando.
15. **Moradia:** todo aluguel lá é pago por semana. Além do aluguel, é comum pagar um *bond*, dinheiro que fica retido até o final do contrato como garantia. A melhor forma de achar um quarto para alugar é utilizando o site Flatmates.com ou grupos no *Facebook* de pessoas (na maioria estudantes) que estão passando seus quartos. Moradia é extremamente caro. Quanto mais perto do centro, mais caro é. Morar no centro oferece acesso à melhor malha de transportes (incluindo *central station*) e a muitas facilidades. É bastante agitado o tempo todo. Para quem quer um pouco mais de paz, mas quer estar perto do centro (a 10 minutos de trem no máximo), a melhor opção é a região do *Inner West*. Local com muitas casas, possui uma linha inteira de trem e é bastante caracterizado por ótimos cafés nas esquinas, onde você pode co-

mer um *brunch* ao final da manhã, programa típico australiano. Há também a opção de morar perto da praia, que é distante do centro e nem sempre possui estações de trem, mas oferece vistas incríveis.

16. **Sobre telefone celular:** procure a Vodafone, pois eles oferecem planos pós-pagos especiais para estudantes e tem ótima rede pela Austrália. É necessário ter uma conta em banco, pois o débito é automático e de um valor fixo. Havia planos, por exemplo, de 45 dólares australianos por mês, com ligações ilimitadas para números australianos, 3GB de internet + 90 minutos de ligações internacionais.

    Para abrir uma conta no banco, recomendo o *Commonwealth*. Possuem opção de conta de estudante, além de terem uma agência dentro da faculdade de Sydney e muitas outras espalhadas pela cidade. Os caixas eletrônicos (chamados de ATM) são muito disponíveis e funcionam 24 horas. Mas atenção: para não pagar taxas adicionais nos saques, é preciso utilizar caixas eletrônicos *Commonwealth*, que são muito fáceis de encontrar.

17. **Transporte:** os trens se confundem com metrôs. Algumas estações (principalmente no centro) são subterrâneas e não têm nada diferente do metrô ao qual estamos acostumados. Contudo, não existem *subways stations*, apenas estações de trem. Algumas são na superfície e possuem mais o jeito do trem. Toda vez que uma estação de trem entra em manutenção (geralmente no fim de semana), um ônibus chamado *Rail Bus* substitui e realiza o trajeto que o trem faria, e é de graça! Há também, no centro da cidade, os chamados *light rail*. São espécies de bondinhos que circulam em certos pontos do centro da cidade. Precisei usar apenas uma vez. Aceitam o mesmo cartão de passagem que os trens e ônibus.
    A melhor forma de ir pra faculdade vai depender do lugar de moradia. Para quem mora no centro da cidade, dá para ir a pé. Quem mora perto da praia, terá que utilizar ônibus até a estação de trem mais próxima, para pegar um trem até a estação de Redfern, de lá, anda-se 10 minutos para a faculdade.

    Os ônibus eram úteis dependendo de qual entrada da Universidade seria o seu destino. As entradas principais sempre possuíam pontos de ônibus perto, entretanto, dependendo de qual prédio o aluno teria aula, usar o ônibus ainda iria demandar longas caminhadas.

Na minha opinião: o *campus* é tão grande que a melhor opção era a bicicleta, tanto para quem mora no centro como para quem mora no *Inner West*. Existem bicicletários espalhados por cada canto da Universidade e transitar lá dentro sem uma bicicleta demandava muito tempo. Sem contar que é seguro e podíamos deixar nossas bicicletas amarradas por vários dias na universidade.

Para os recém-chegados: baixem o aplicativo *Lost on Campus* e aprendam a chegar em qualquer aula a tempo!

Uma coisa interessantíssima da Universidade de Sydney é que a vida universitária lá vai muito além do estudo. Eles possuem as chamadas *Societies*, que são grupos de estudantes com interesses em comum. Você pode, por exemplo, ser da *society* da fotografia e terá acesso a encontros para aprender a fotografar, *workshops* e empréstimo de material.

Há a *society* do chocolate, para quem quer se encontrar e degustar chocolate! Há *society* de comidas de países que faziam eventos na faculdade para seus membros. Existe até mesmo a *society* do *pokemon*, para quem é fã. Existe de tudo. Seja qual for o seu interesse, existe uma *society* para ele e as taxas de inscrição eram sempre baratas, em torno de 5 a 10 dólares australianos, pago uma só vez para o ano inteiro. A exceção eram as *societies* de esporte, que exigiam uma taxa maior para fazermos parte do clube da universidade, ganharmos uniforme e participarmos das competições.

18. **O que eu queria que tivessem me falado antes de ir:** apenas entregue-se à experiência. Sydney é receptiva e aberta para todos os corações ansiosos por uma aventura. Não precisa ir com cada detalhe planejado nem com um roteiro engessado. A cidade vai te levando, te encantando e planejando sua rota junto com você!

Dicas do Wisconsin

Daniel Gomes Henriques

Wisconsin é um belo estado com muitas áreas verdes e lindos campos que ficam todos cobertos de neve no inverno. Ao lado de Wisconsin existe o estado de Minnesota, pelo qual os *wisconsinites* têm grande rivalidade (que é recíproca). Parte dessa rivalidade se reflete em uma pequena disputa de qual estado dos EUA (depois do Alaska) tem o maior número de lagos. Wisconsin, em sua contagem oficial, tem mais lagos, além de ser margeado pelo Lago Michigan. Em Wisconsin, qualquer paisagem que tenha o Lago Michigan vale a pena ser vista, inclusive o nascer do sol na faculdade onde vivi, que beirava o lago – também o pôr do sol, que deixa o céu em vários tons de laranja, principalmente no outono e no inverno.

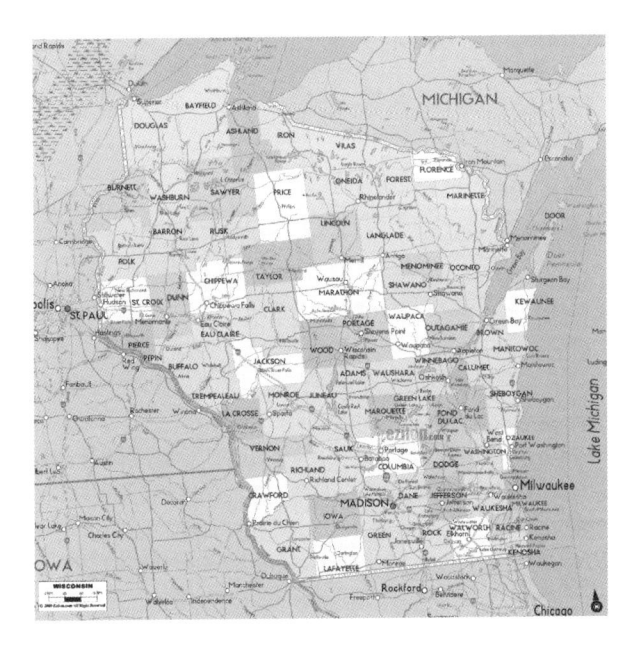

De belezas naturais, depois de morar no Rio de Janeiro a vida toda acho que sempre precisei de natureza para viver bem e, então, tive a sorte de viver à beira de dois lagos, o Michigan e o Winnebago, ambos com belas vistas e que merecem ser visitados. Além de visitar *Devil's Lake*, um ótimo lugar para trilhas e escaladas, ou só acampar com família e amigos.

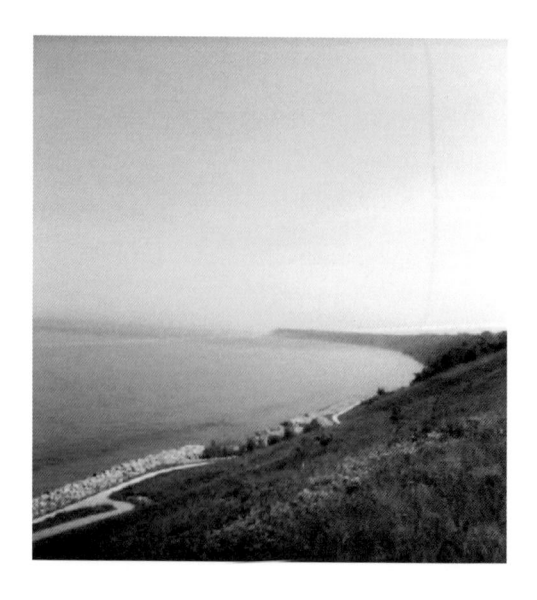

Se o assunto do turista for um turismo noturno, as baladas de Milwaukee têm alguma badalação e divertem muito. Entretanto, para festejar de verdade, deve-se ir à Madison. Conhecida por sediar uma das 10 melhores universidades em questão de festas dos EUA, Madison também sedia uma das melhores festas de *Halloween* no país. Além disso, pequenas cidades universitárias como *Oshkosh* tem várias boates onde pode-se divertir até às 2h da manhã. Todo *dance club* em WI fecha às 2h da manhã!

Se o assunto não é festejar, mas sim apreciar cervejas, Wisconsin é um dos melhores lugares dos Estados Unidos. De grande influência alemã, as cervejas do estado são bem conhecidas e, inclusive, importadas para o Brasil. Um dos passeios que se deve fazer em Milwaukee é visitar a Miller Brewery.

Outros passeios interessantes na cidade com maior número de habitantes do estado são obrigatórios, como visitar o *Milwaukee Art Museum* que só pela arquitetura externa já conquista.

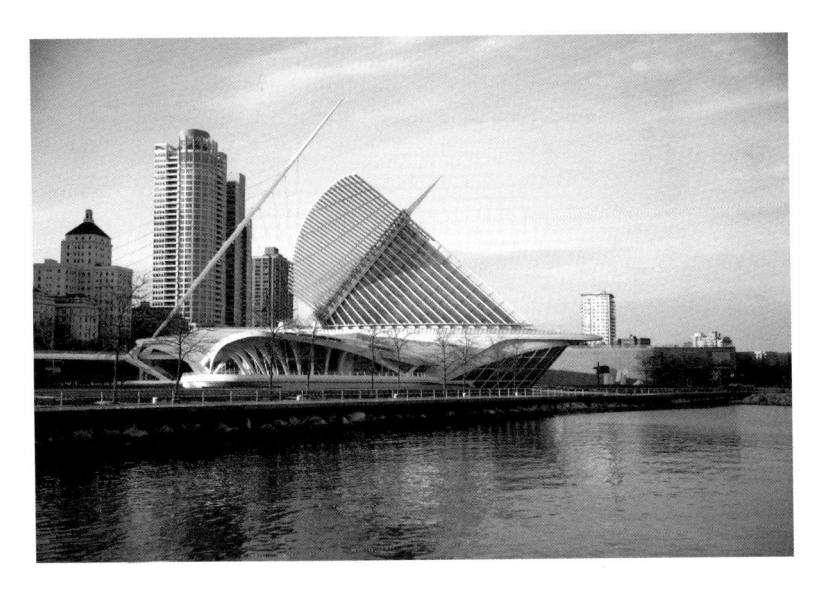

O *Downtown Milwaukee*, como em muitas cidades, mistura o novo com o antigo, é bom para compras, vale muito a pena ver. Assim que cansar de olhar e comprar, quando a fome apertar e a saudade do Brasil bater, vá à 777N *Water Street* se deliciar no Rodizio Grill, o único restaurante brasileiro do estado. Saia pela direita, vire na rua à direita e siga-a até o final, lá está o *Milwaukee River* que, num final de tarde te proporcionará mais uma bela paisagem.

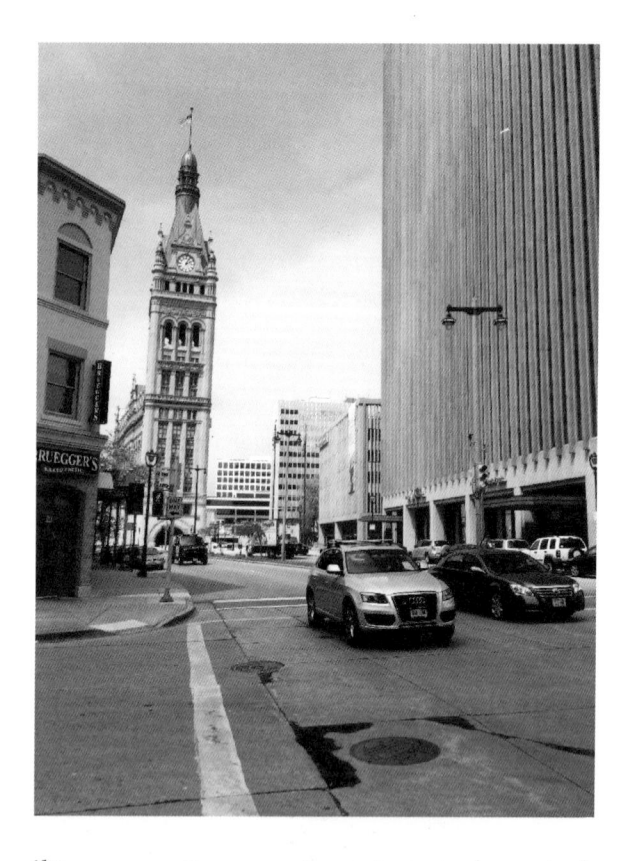

Por último, mas não menos importante tenho mais duas dicas. Wisconsin é conhecida como *America's Dairyland* por produzir uma enormidade de produtos derivados do leite, principalmente o queijo. Então, não saia sem prová-lo! A última dica é se envolver em quão fanático eles são em relação ao *Green Bay Packers*, o time do estado na NFL (liga de futebol americano). A paixão é impressionante em todo estado. Então, tendo a oportunidade, suba ao norte de Wisconsin, na cidade de *Green Bay* e assista a um jogo dos donos da casa no *Lambeau Field*, mas vista-se bem! A temporada regular pode acontecer em dias bem frios...